面向人民健康
提升健康素养

相约健康百科丛书

面向人民健康
提升健康素养

相约健康百科丛书

康养康复系列

肿瘤康复怎么办

主编 王杰军 庄莉

人民卫生出版社
·北京·

本书编委会

主　　编　　王杰军　庄　莉

副 主 编　　褚　倩　柳　江　汪子书

编　　者　（以姓氏笔画为序）

王少东　北京大学人民医院

王永生　四川大学华西医院

王杰军　蚌埠医学院第一附属医院

叶联华　云南省肿瘤医院

庄　莉　云南省肿瘤医院

刘东颖　天津市肿瘤医院

吴　骁　蚌埠医科大学第一附属医院

何　毅　北京大学肿瘤医院

汪子书　蚌埠医学院第一附属医院

沈　倩　华中科技大学同济医学院附属同济医院

张海波　广东省中医院

陆伟伟　上海市老年医学中心

柳　江　新疆维吾尔自治区人民医院

梁婷婷　吉林大学第一附属医院

储　黎　复旦大学附属肿瘤医院

谢广伦　河南省肿瘤医院

褚　倩　华中科技大学同济医学院附属同济医院

学术秘书　　沈　倩　华中科技大学同济医学院附属同济医院

陈竺院士
说健康

总　序

　　人民健康是现代化最重要的指标之一，也是人民幸福生活的基础。党的二十大报告明确到 2035 年建成健康中国。社会各界，尤其是全国医疗卫生工作者，要坚持以人民为中心的发展思想，把保障人民健康放在优先发展的战略位置，加快推进健康中国建设，全方位全周期保障人民健康，为实现"两个一百年"奋斗目标、实现中华民族伟大复兴的中国梦打下坚实的健康基础，为共建人类卫生健康共同体作出应有的贡献。

　　为助力健康中国建设，提升人民健康素养，人民卫生出版社（以下简称"人卫社"）联合相关学（协）会、平台、媒体共同策划，整合各方优势、创新传播途径，打造高质量的纸数融合立体化传播健康知识普及出版物《相约健康百科丛书》（以下简称"丛书"）。丛书通过图书、新媒体、互联网平台等全媒体，努力为人民群众提供全生命周期的健康知识服务。在深入了解丛书的策划方案、组织管理和工作安排后，我欣然接受了邀请，担任丛书专家指导委员会主任委员，主要基于以下考虑。

　　建设健康中国，人人享有健康。 党的十八大以来，以习近平同志为核心的党中央一直高度重视、持续推动健康中国建设。2016 年党中央、国务院印发的《"健康中国 2030"规划纲要》指出，推进健康中国建设，是全面建成小康社会、基本实现社会主义现代化的重要基础，是全面提升中华民族健康素质、实现人民健康与经济社会协调发展的国家战略。健康中国的主题是"共建共享、全民健康"，共建共享是基本路径，

全民健康是根本目的。人人参与、人人尽力、人人享有，实现全民健康，需要全社会共同努力。党的二十大对新时代新征程上推进健康中国建设作出新的战略部署，赋予了新的任务使命，提出"把保障人民健康放在优先发展的战略位置，完善人民健康促进政策"。丛书建设抓住了健康中国建设的核心要义。

提升健康素养，需要终身学习。健康素养是人的一种能力：它能够帮助个人获取和理解基本的健康信息和服务，并能运用其作出正确的判断和决定，以维持并促进自己的健康。2008 年 1 月，卫生部发布《中国公民健康素养——基本知识与技能（试行）》，首次以政府文件的形式界定了居民健康素养，我很高兴签发了这份文件。此后，我持续关注该工作的进展和成效。经过多年的不懈努力，我国健康素养促进工作蓬勃发展，居民健康素养水平从 2009 年的 6.48% 上升至 2021 年的25.4%，人民健康状况和基本医疗卫生服务的公平性、可及性持续改善，主要健康指标居于中高收入国家前列，为以中国式现代化全面推进中华民族伟大复兴奠定了坚实的健康基础。健康素养需要持续地学习和养成，丛书正是致力于此。

健康第一责任人，是我们自己。2019 年 12 月，十三届全国人大常委会第十五次会议通过了《中华人民共和国基本医疗卫生与健康促进法》，该法第六十九条提出"公民是自己健康的第一责任人，树立和践行对自己健康负责的健康管理理念，主动学习健康知识，提高健康素养，加强健康管理。倡导家庭成员相互关爱，形成符合自身和家庭特点的健康生活方式。"从国家法律到健康中国战略，都强调每个人是自己健康的第一责任人。只有人人都具备了良好的健康素养，成为自己健康的第一责任人，健康中国才有了最坚实的基础。丛书始终秉持了这一理念，能够切实帮助读者承担起自己的健康责任。

接受丛书编著邀请后，我多次听取了丛书工作委员会和人卫社的汇报，提出了一些建议，并录制了"院士说健康"视频。我很高兴能以此项工作为依托，为人民健康多做些有意义的工作。丛书工作委员会和人卫社的同仁们一致认为，这件事做好了，对提高国民特别是青少年健康素养意义重大！

2022 年 11 月，在丛书启动会议上，我提出丛书建设要做到心系于民、科学严谨、质量第一、无私奉献四点希望。2023 年 9 月，丛书"健康一生系列"正式出版！丛书建设者们高度负责、团结协作，严谨、创新、务实地推进丛书建设，让我对丛书即将发挥的作用充满了信心，也对健康科普工作有了更多的思考。

一是健康科普工作需把社会责任放在首位。丛书为做好顶层设计，邀请一批院士担任专家指导委员会的成员。院士们的本职工作非常繁忙，但他们仍以极高的热情投入丛书建设中，指导把关、录制视频，担任健康代言人，身体力行地参与健康科普工作。全国广大医务工作者也要积极行动起来，把社会责任放在首位，践行习近平总书记提出的"科技创新、科学普及是实现创新发展的两翼"之工作要求，把健康科学普及放在与医药科技创新同等重要的位置，防治并重，守护人民健康。

二是健康科普工作应始终心系于民。健康科普需要找准人民群众普遍关心的健康问题，有针对性地开展工作，方能事半功倍。丛书每一个系列都将开展健康问题征集活动，"健康一生系列"收集了两万余个来自大众的健康问题，说明人民群众的健康需求是旺盛的，对专家解答是企盼的。丛书组织专家对这些问题进行了认真的整理、分析和解答，并在正式出版前后组织群众试读活动，以不断改进工作，提升质量，满足人民健康需求，这些都是服务于民的重要体现。丛书更是积极尝试应用新

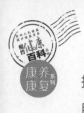

技术新方法，为科普传播模式创新赋能，强化场景化应用，努力探索克服健康科普"知易行难"这个最大的难题。

三是健康科普工作须坚持高质量原则。高质量发展是中国式现代化的本质要求之一。健康科普工作事关人民健康，须遵从"人民至上、生命至上"的理念，把质量放在最重要的位置，以人民群众喜闻乐见的方式，传递科学的、权威的、通俗易懂的健康知识，要在健康科普工作中塑造尊重科学、学习科学、践行科学之风，让"伪科学""健康谣言""假专家"无处遁形。丛书工作委员会、各编委会坚持了这一原则，将质量要求落实到每一个环节。

四是健康科普工作要注重创新。不同的时代，健康需求发生着变化，健康科普方式也应与时俱进，才能做到精准、有效。丛书建设模式创新也是耳目一新，比如立足不同的应用场景，面向未来健康需求的无限可能，设计了"1+N"的丛书系列开放体系，成熟一个系列就开发一个；充分发挥专业学（协）会和权威专家作用，对每个系列的分册构建进行充分研讨，提出要从健康科普"读者视角"着眼，构建具有中国特色的国民健康知识体系；精心设计各分册内容结构和具有中华民族特色的系列 IP 形象；针对人民接受健康知识的主要渠道从纸媒向互联网转移的特点，设计纸数融合图书与在线健康知识问答库结合，文字、图片、视频、动画等联动的全媒体传播模式，全方位、全媒体、全生命周期服务人民健康等。

五是健康科普工作需要高水平人才队伍。人才是所有事业的第一资源。丛书除自身的出版传播外，着眼于健康中国建设大局，建立编写团队组建、遴选与培养的系列流程，开展了编写过程和团队建设研究，组建来自全国，老、中、青结合的高水平编者团队，且每个分册都通过编写过程的管理努力提升作者的健康科普能力。这项工作非常有意义。希望未来，越来越多的卫生健康工作者能以高度的社会责任感、职业使命感，以无私奉献的精神参与到健康科普工作中，以更多更好的健康科普精品，服务人民健康。

衷心希望，通过驰而不息的建设，丛书能让健康中国、健康素养、健康第一责任人的理念深入人心，并转化为建设健康中国的重要动力，成为国民追求和促进健康的重要支撑。

衷心希望，能以大型健康科普精品丛书为依托，培养一支高水平的健康科普作者队伍，增强文化自信的建设力量，从而更好地为中华民族现代文明贡献健康力量。

衷心希望，读者朋友们积极行动起来，认真汲取《相约健康百科丛书》中的健康知识，把它们运用到自己的生活里，让自己更健康，也为健康中国建设作出每个公民的贡献！

中国红十字会会长
中国科学院院士
丛书专家指导委员会主任委员

2023 年 7 月

出版说明

健康是幸福生活最重要的指标，健康是 1，其他是后面的 0，没有 1，再多的 0 也没有意义。提升健康素养，是提高全民健康水平最根本、最经济、最有效的措施之一。党的二十大报告要求，加强国家科普能力建设，深化全民阅读活动。习近平总书记指出，科技创新、科学普及是实现创新发展的两翼，要把科学普及放在与科技创新同等重要的位置。在这一重要指示精神的指引下，人民卫生出版社（以下简称"人卫社"）努力探索让科学普及这"一翼"变得与科技创新同样强大，进而助力创新型国家建设。经过深入调研，团结广大医学科学家、健康传播专家、学（协）会、媒体、平台，共同策划出版《相约健康百科丛书》（以下简称"丛书"）。

为了帮助读者更好地了解和使用丛书，特将出版相关情况说明如下。

一、丛书建设目标

丛书努力实现五个建设目标，即：高质量出版健康科普精品，培养优秀的健康科普团队，创新数字赋能传播模式，打造知识共建共享平台，最终提升国民健康素养，服务健康中国行动落实和中华民族现代文明建设。

二、丛书体系构建

1. 丛书各系列分册设计遵从人民至上的理念，突出读者健康需求和

视角。各系列的分册设计经过多轮专家论证、读者健康需求调研，形成从读者需求入手进行分册设计的共识，更好地与读者形成共鸣，让读者愿意读、喜欢读，并能转化为自身健康生活方式和行为。

比如，丛书第一个系列"健康一生系列"，既不按医学学科分类，也不按人体系统分类，更不按病种分类，而是围绕每个人在日常生活中会遇到的健康相关问题和挑战分类。这个系列分别针对健康理念养成，到人生面临的生、老、病问题，再到每天一睁眼要面对的食、动、睡问题，最后到更高层次的养、乐、美问题，共设立 10 个分册，分别是《健康每一天》《健康始于孕育》《守护老年健康》《对疾病说不》《饮食的健康密码》《运动的健康密码》《睡眠的健康密码》《中医养生智慧》《快乐的健康密码》和《美丽的健康密码》。

2. 丛书努力构建从健康知识普及到健康行为指导的全生命周期全媒体的健康知识服务体系。依靠权威学（协）会和专家的反复多次研究论证，从读者的健康需求出发，丛书构建了"1+N"系列开放体系，即以"健康一生系列"为"1"；以不同人群、不同场景的不同健康需求或面临的挑战为"N"，成熟一个系列就开发一个系列。"主动健康系列""应急急救系列""就医问药系列""康养康复系列"，以及其他系列将在"十四五"期间陆续启动和出版。

3. 丛书建设有力贯彻落实"两翼论"精神，推动健康科普高质量创新发展。丛书除自身的出版传播外，还建立编写团队组建、遴选与培养的系列流程，开展了编写过程和团队建设研究，组建来自全国，老、中、青结合的高水平编者团队，并通过编写过程的管理努力提升作者的健康科普能力。丛书建设部分相关内容还努力申报了国家"十四五"主动健康和人口老龄化科技应对重点专项；以"《相约健康百科丛书》策划出版为基础探索全方位、立体化大众科普类图书出版新模式"为题，成功获得人卫研究院创新发展研究项目支持。

三、丛书创新特色

1. 体现科学性、权威性、严谨性。为做好丛书的顶层设计、项目实施和编写出版工作，保障科学性，成立丛书专家指导委员会、工作委员会和各分册编委会。

第十二届、十三届全国人大常委会副委员长，中国红十字会会长陈竺院士担任丛书专家指导委员会主任委员，国家卫生健康委员会副主任李斌、中国计划生育协会常务副会长于学军、中华预防医学会名誉会长王陇德院士、中国健康促进基金会荣誉理事长白书忠等担任副主任委员，三十余位院士应邀担任委员。专家们积极做好丛书顶层设计、指导把关工作，录制"院士说健康"视频，审阅书稿，甚至承担具体编写工作……他们率先垂范，以极高的社会责任感投入健康科普工作，为全国医务工作者参与健康科普工作树立了榜样。

人民卫生出版社、中国健康促进基金会、中国计划生育协会、中华预防医学会、中国科普研究所、全国科学技术名词审定委员会、健康报社、新华网客户端《新华大健康》等机构负责健康科普工作的领导和专家组成了丛书工作委员会，并成立了丛书工作组，形成每周例会、专题会、组建专班等工作机制，确保丛书建设的严谨性和高质量推进。

各系列各分册编委会均由相关学（协）会、医学院校、研究机构等领域具有卓越影响力的专家组成。专家们面对公众健康需求迫切，但优秀科普作品供给不足、科普内容良莠不齐的局面，均以极大的热忱投入丛书建设与编写工作中，召开编写会、审稿会、定稿会等各类会议，对架构反复研究，对内容精益求精，对表达字斟句酌，为丛书的科学性、

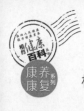

权威性和严谨性提供了可靠保证。

2. 彰显时代性、人民性、创新性。习近平总书记在文化传承发展座谈会上发表重要讲话，强调"在新的起点上继续推动文化繁荣、建设文化强国、建设中华民族现代文明，是我们在新时代新的文化使命"。丛书以"同中国具体实际相结合、同中华优秀传统文化相结合"理念为指导，彰显时代性、人民性、创新性。

丛书高度重视调查研究工作，各个系列都会开展面向全社会的问题征集活动，并将征集到的问题融入各个分册。此外，在正式出版前后都专门开展试读工作，以了解读者的真实感受，不断调整、优化工作思路和方法，实现内容"来自人民，根植人民，服务人民"。

在丛书整体设计和 IP 形象设计中，力求用中国元素讲好中国健康科普故事。丛书在全程管理方面始终坚持创新，在书稿撰写阶段，即采用人卫投审稿平台数字化编写方式，从源头实现"纸数融合"。在图书编写过程中，同步建设在线知识问答库。在图书出版后，实现纸媒、电子书、音频、视频同步传播，为不同人群的不同健康需求提供全媒体健康知识服务。

3. 突显全媒性、场景性、互动性。丛书采取纸电同步方式出版，读者可通过数字终端设备，如电脑、手机等进行阅读或"听书"；同时推出配套数字平台服务，读者可通过图书配套数字平台搜索健康知识，平台将通过文字、语音、直播等形式与读者互动。此外，丛书通过对内容的数字化、结构化、标引化，建立与健康场景化语词的映射关系，构建场景化知识图谱，利用人们接触的各类健康数字产品，精准地将健康知识推送至需求者的即时应用现场，努力探索克服健康科普"知易行难"这个最大的难题。

四、丛书的读者对象、内容设计和使用方法

参照《中国公民健康素养 66 条》锁定的目标人群，丛书读者对象定为接受九年义务教育及具备以上文化水平的人群，采用问答形式编写，重点选择大众日常生活中"应知道""想知道""不知道"和"怎么办"的问题。丛书重在解决"怎么办"，突出可操作性，架起大众对"预防为主"和"一般健康问题"从"为什么"到"怎么办"的桥梁，助力从"以治病为中心"向"以健康为中心"转变。

丛书是一套适合普通家庭阅读、查阅和收藏的健康科普书，覆盖日常生活中会遇到的常见健康问题。日常阅读，可以有效提升健康素养；遇到健康问题时查阅对应内容，可以达到答疑解惑、排忧解难的目的。此外，丛书还配有丰富的富媒体资源，扫码观看视频即可接收来自专家针对具体健康问题的进一步讲解。

《庄子·内篇·养生主》提醒我们："吾生也有涯，而知也无涯，以有涯随无涯，殆已！"如何有效地让无穷的医学知识转化为有限的健康素养，远远不止"授人以渔"这么简单，这需要以大型健康科普精品出版物为依托，培养一支高水平的健康科普作者队伍；需要积极推进相关领域教育、科技、人才三位一体发展，大力弘扬科学精神和科学家精神；还需要社会各界积极融健康入万策，并在此基础上努力建设健康科学文化，增强文化自信的建设力量，从而更好地为中华民族现代文明建设贡献健康力量。

衷心感谢丛书建设者们和读者们的大力支持，让我们共同努力，为健康中国建设和中华民族现代文明建设作出力所能及的贡献。

丛书工作委员会

2023 年 7 月

前　言

在党的二十大精神指引下，医药卫生工作者承载着人文关怀与科学探索的双重使命。在这个充满挑战与希望的时代，科学的光芒不断驱散着疾病的阴霾。《相约健康百科丛书——肿瘤康复怎么办》一书就是在这样的时代背景下应运而生的，它不仅是一本医学指南，更是一份传递勇气和希望的"使命书"。本书深入探讨了肿瘤康复的多个方面，旨在为患者及其家庭提供科学、全面的康复支持。

肿瘤康复之路虽然充满挑战，但也是自我发现和重生的旅程。本书汇聚了肿瘤治疗领域众多专家的智慧和经验，在深入剖析肿瘤康复的奥秘时，以丰富的案例研究为基石，结合多样化的康复策略，用问答的形式，娓娓道来康复之路上的种种疑云。从肿瘤手术后的初步康复，到化疗、放疗后的身体调养，再到靶向治疗、免疫治疗、细胞治疗期间的精细护理，内容覆盖全面。同时，深入探讨了中医药治疗的独特康复之道，展现了中华医学的博大精深。在这个过程中，本书不仅关注患者身体的康复，更重视心灵的疗愈，通过心理调适，帮助患者走出阴霾，重拾信心。

希望本书能够成为肿瘤患者及其照护者信任的伴侣，在这条不易的道路上指引方向，提供支持。在这段治疗与恢复的征途中，愿广大患者朋友不仅能够治愈身体，更能重塑心灵，发现那个更加坚韧、更加美丽的自己。愿这本书为他们带来希望，为他们的康复之旅助力。

于金明院士
说健康

在这个科技与人文交汇的新时代，让我们一起探索生命的无限可能，共同迎接每一个充满希望的曙光。

在此衷心感谢为本书编写辛勤付出的专家们！这是一本关于肿瘤康复的作品，也是一份为患者带来温暖陪伴的关怀。希望本书的出版能够成为肿瘤患者的一剂良药，帮助他们在康复旅程中找到支持与希望。

王杰军　庄　莉

2024 年 4 月

目 录

第一章 阶段性治疗康复

一 肿瘤患者的手术后康复 2

1. 肿瘤手术后会放置引流管吗 3

2. 肿瘤手术后如何快速康复 4

3. 肿瘤手术后伤口需要换药拆线吗 5

4. 胸部肿瘤手术后会出现哪些常见的并发症 6

5. 肿瘤手术对肺功能有多大的影响 8

6. 肺部肿瘤手术后反复咳嗽怎么办 9

7. 肿瘤手术后伤口不愈合怎么办 11

8. 肿瘤手术后伤口疼痛怎么办 12

9. 胸部肿瘤手术后有胸腔积液怎么办 14

10. 为什么肿瘤手术后体内会有金属物 15

11. 肺部肿瘤手术后，肺部还会再长肿瘤吗 17

二 肿瘤患者的化疗后康复 19

12. 为什么肿瘤患者要进行化疗 20

13. 为什么肿瘤患者化疗后会失眠 22

14. 为什么肿瘤患者化疗后会便秘 25

15. 为什么肿瘤患者化疗后需要保暖　　28

16. 为什么肿瘤患者化疗后会脱发　　31

17. 肿瘤患者化疗后可以注射疫苗吗　　33

18. 肿瘤患者化疗后可以生育吗　　35

19. 肿瘤患者化疗药物过敏后还可以再次
　　使用吗　　37

20. 肿瘤患者化疗时可以喝茶水、绿豆汤、
　　萝卜汤吗　　39

21. 肿瘤患者化疗后需要卧床休息吗　　41

22. 化疗药物选择进口的会更好吗　　43

三　**肿瘤患者的放疗后康复**　　46

23. 为什么肿瘤患者需要进行放疗　　47

24. 哪些患者需要接受放疗　　48

25. 有哪些不同的放疗技术　　50

26. 放疗前需要做哪些准备　　53

27. 为什么放疗需要定期进行门诊随访　　55

28. 放疗与其他治疗方式有哪些结合方法　　57

29. 放疗中及放疗后的注意事项　　60

30. 放疗需要花费多长时间　　62

31. 放疗是有创治疗吗　　64

32. 放疗的费用高吗　　66

33. 放疗期间营养需要注意什么　　68

第二章 维持性治疗康复

一 肿瘤患者靶向治疗期间康复　72

1. 为什么肿瘤患者要进行靶向治疗　73

2. 为什么靶向药物会有不良反应　74

3. 靶向治疗后出现皮疹、干燥等皮肤反应
   怎么办　76

4. 靶向治疗后感到疲劳和虚弱怎么办　78

5. 靶向治疗后出现血小板减少、白细胞减少
   或贫血怎么办　81

6. 靶向治疗后出现高血压、心律失常或
   心力衰竭怎么办　83

7. 靶向治疗后出现过敏反应怎么办　86

8. 为什么靶向治疗会出现耐药　87

9. 靶向治疗会影响生育吗　89

10. 靶向治疗后出现蛋白尿怎么办　91

11. 口服靶向药物需要注意哪些事项　93

二 肿瘤患者免疫治疗期间康复　97

12. 为什么有的肿瘤患者需要做免疫治疗，
    而有的却不需要　98

13. 为什么免疫治疗起效较慢   100

14. 为什么免疫治疗后肿瘤还会增大   102

15. 为什么免疫治疗控制住了肿瘤，却还需要
继续使用   105

16. 为什么免疫治疗后会出现皮肤瘙痒、
皮疹   107

17. 为什么免疫治疗后会出现腹泻、腹痛   109

18. 为什么免疫治疗后会出现咳嗽、气促   111

19. 为什么必须重视免疫治疗期间出现的胸痛、
心悸   113

20. 为什么免疫治疗后会出现关节疼痛   116

21. 为什么免疫治疗后患者容易发脾气，或者
感到疲乏、无力，休息后缓解也不明显   117

22. 为什么免疫治疗输液需要留院观察一段
时间再离院   120

三   肿瘤患者细胞治疗期间康复   122

23. 为什么肿瘤患者要进行细胞治疗   123

24. 为什么细胞治疗要求洁净环境和良好的
个人卫生习惯   125

25. 细胞治疗期间发热怎么办   127

26. 肿瘤细胞治疗期间水肿怎么办   129

27. 细胞治疗期出现低血压和呼吸困难怎么办   131

28. 细胞治疗出现神经毒性怎么办   133

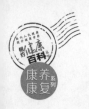

29. 为什么细胞治疗后要预防跌倒、碰伤   136

30. 为什么细胞治疗结束后还需要长期随访   138

31. 为什么细胞治疗后不能随便用药，

     用药需要医生指导   139

32. 为什么细胞治疗后肿瘤也可能进展或

     复发   141

33. 哪些肿瘤细胞治疗后患者需要补充

     人免疫球蛋白   143

四 肿瘤患者中医药治疗期间康复   146

34. 肿瘤患者什么时候可以进行中医治疗   147

35. 肿瘤积极治疗期间可以吃中药吗   149

36. 肿瘤根治术后还需要吃中药吗   151

37. 为什么中医强调个性化中医治疗方案，

     相同的肿瘤，治疗处方不一样   153

38. 中医药如何调整肿瘤患者的体质   155

39. 哪些中医食疗可以用于肿瘤患者的康复   157

40. 肿瘤患者需要忌口吗   159

41. 肿瘤患者可以进行针灸治疗吗   161

42. 肿瘤患者可以吃人参吗   163

43. 中医治疗可以减轻肿瘤患者的癌痛症状吗   165

44. 怎样运用中医方法减轻癌因性疲乏   167

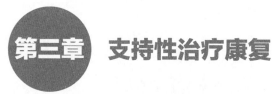

第三章 支持性治疗康复

一 肿瘤患者不良反应的处理   172

1. 为什么肿瘤患者术后会出现食欲缺乏、便秘、头晕、恶心、呕吐   173
2. 为什么肿瘤患者术后要尽早下床活动   176
3. 为什么肿瘤患者术后控制疼痛很重要   178
4. 为什么肿瘤患者术后贫血要及时输血   179
5. 为什么肿瘤患者化疗后会出现恶心、呕吐   182
6. 为什么化疗后白细胞、血小板、红细胞会减少   184
7. 为什么结束化疗后，医生要交代患者注意回家后是否腹泻   187
8. 为什么化疗前要在颈部"埋"针管   189
9. 为什么应用 PD-1 要注意检查甲状腺功能   191
10. 白细胞低又发热怎么办   193
11. 为什么紫杉醇和顺铂不能一天打   195

二 癌痛患者的症状康复   198

12. 为什么肿瘤患者会出现疼痛   199

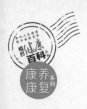

13. 肿瘤治疗没有办法了再去关注疼痛治疗,
  对吗   200

14. 如何评估癌痛   202

15. 为什么把药店的止痛药吃了个遍,还是
  止不住疼痛   204

16. 为什么说阿片类药物是癌痛治疗的
  主要药物   207

17. 疼痛尽可能忍着,药物能少吃就少吃,
  免得成瘾,对吗   209

18. "阿片药物"无极限,所以只要止不住疼痛,
  加量就可以了,对吗   211

19. 药物治疗效果不好,还有其他止痛方法吗   214

20. 只有在药物没有效果的情况下才用
  微创镇痛,对吗   216

21. 腹腔神经丛毁损术适合哪些患者   217

22. 鞘内镇痛适合哪些癌痛患者   220

三　肿瘤患者的心理干预　　　　　　223

23. 为什么肿瘤患者需要进行心理康复   224

24. 为什么服用精神科药物来治疗肿瘤
  相关症状   226

25. 为什么肿瘤患者越想放松越焦虑   227

26. 为什么肿瘤患者总是担心会复发   229

27. 为什么肿瘤患者道理都懂但还是感到痛苦   231

28. 为什么一看见做化疗的护士就恶心想吐　　233

29. 为什么有些肿瘤患者需要服用抗抑郁药　　235

30. 为什么得了肿瘤后患者总跟家人发脾气　　238

31. 为什么患病前的心理问题会被放大　　240

32. 为什么肿瘤患者不想让别人知道自己
患了肿瘤　　242

33. 为什么肿瘤患者就是接受不了患病的
事实　　244

第四章　预防性治疗康复

一　肿瘤患者的营养康复　　248

1. 为什么肿瘤患者需要关注饮食营养　　249

2. 为什么肿瘤患者需要进行营养评估　　251

3. 为什么肿瘤患者需要进行饮食营养指导　　252

4. 为什么肿瘤患者营养途径首选肠内　　254

5. 为什么肿瘤患者有"忌口"的食物　　257

6. 为什么肿瘤患者需要少吃含糖食物　　258

7. 为什么肿瘤患者需要补充蛋白质　　260

8. 为什么肿瘤患者需要补充膳食纤维　　262

9. 为什么肿瘤患者可以补充益生菌　　264

10. 为什么肿瘤患者要注意补充维生素　　266

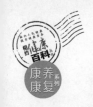

11. 为什么肿瘤患者不应该迷信保健品   268

二   肿瘤患者的运动康复   271

12. 为什么说运动有助于肿瘤的康复   272

13. 为什么肿瘤患者的运动注意事项
    "一人一策"   273

14. 为什么肿瘤患者运动前要进行评估   276

15. 为什么肿瘤患者需要运动处方   278

16. 为什么肿瘤患者需要注意运动环境   280

17. 为什么肿瘤患者的运动处方要
    定期随访   282

18. 为什么肿瘤患者已经疲劳了反而
    还要活动   284

19. 为什么肿瘤患者都应建立正确的
    呼吸模式   285

20. 为什么推荐肿瘤患者练习太极拳等
    中国传统健身   287

21. 为什么肿瘤患者也需要康复作业疗法   289

22. 为什么肿瘤患者要谨慎使用物理治疗   291

三   肿瘤患者的长期随访   293

23. 为什么肿瘤患者要长期随访   294

24. 为什么肿瘤患者术后要长期随访肿瘤

标志物　　　　　　　　　　　　　296

25. 为什么要对化疗后消化道反应

进行随访　　　　　　　　　　　298

26. 为什么使用蒽环类药物治疗后，

要对心脏功能进行随访　　　　　300

27. 为什么胸部放疗后要行肺功能及

胸部影像学的长期随访　　　　　302

28. 为什么要对靶向治疗后出现的皮疹

进行随访　　　　　　　　　　　303

29. 为什么靶向药物用药期间要对血压

进行长期随访监测　　　　　　　305

30. 为什么免疫治疗要长期随访不良反应　307

31. 为什么内分泌治疗要长期随访

不良反应　　　　　　　　　　　309

32. 为什么使用止痛药物后需要长期随访　311

33. 为什么营养支持治疗后需要长期随访　313

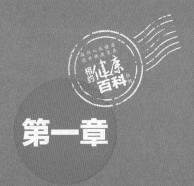

第一章

阶段性治疗康复

肿瘤患者的
手术后康复

1. 肿瘤手术后会**放置引流管**吗

在做完肿瘤手术后，常规需要放置引流管，其主要目的是引流胸膜腔、腹膜腔内的气体和液体。以肺癌术后行胸腔闭式引流为例，放置引流管是为了维持胸膜腔内的负压，使肺组织保持在舒张状态，从而进行正常的呼吸运动，由此预防或治疗胸膜腔的感染。

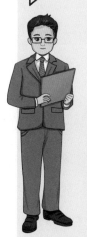

进行胸腔闭式引流，一方面是为了保证正常呼吸，使胸腔内部呈负压状态。在手术中，胸壁由于被切开而导致胸腔内压力与外界大气压相同。放置引流管是为了尽快恢复手术前胸腔内的负压状态，减少大气压对呼吸以及循环的影响。另一方面，手术后的创面会出现渗血和渗液，部分肺组织创面在完全愈合前会漏出一部分气体。放置引流管可以保证这些渗出物和漏出气体被充分排出，从而促进创面愈合与肺组织复张，达到消灭胸腔内空隙、避免手术后胸腔感染、加快术后恢复的目的。

同时，通过观察引流管内引流液的颜色、性状、总量、波动情况等，医生可以更加准确地判断术后是否存在持续性肺漏气、出血、乳糜胸等并发症。如果出现，医生可以做到及时处理，不影响术后恢复。

（王少东）

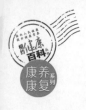

2. 肿瘤手术后如何**快速康复**

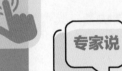
为了早日恢复到正常生活状态，在肿瘤手术治疗后，及时采取科学、合理的康复措施，对于肿瘤患者术后快速康复以及减少并发症尤为重要。

专家说

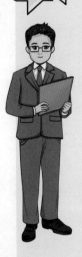

肿瘤术后应该加强营养并及早进行康复锻炼，主要包括以下几个方面。

1. 加强营养 为了保证手术后伤口的愈合，增强人体的免疫力，可以适当多吃富含优质蛋白的食物（如瘦肉、鸡蛋、鱼虾），以及蔬菜、水果，补充人体所需要的必需氨基酸、维生素以及微量元素，促进身体早日恢复。

2. 四肢锻炼 在医生的指导下尽早下床活动，进行四肢的锻炼，保持血流通畅，预防静脉血栓形成，降低肺栓塞的发生风险。

3. 咳嗽锻炼 尽早锻炼咳嗽能力，鼓励术后多咳嗽。这样一方面可以促进气道痰液和肺内渗出物的排出，保证呼吸道的通畅，避免肺部感染；另一方面可以通过有效的咳嗽帮助肺组织更好地膨胀，恢复肺功能。正如气球需要不断用力吹气才能变大，肺组织就像气球一样，术后需要通过咳嗽的动作使其膨胀得更快更好。

4. 呼吸功能锻炼　在医生的指导下尽早进行肺功能的锻炼，例如练习深呼吸或者使用呼吸功能锻炼器，这样可以促进剩余肺的复张，缓解手术后因为切除部分肺组织导致的呼吸困难。

（王少东）

3. 肿瘤手术后伤口需要
换药拆线吗

通常情况下，肿瘤手术后的伤口是需要换药和拆线的。

专家说

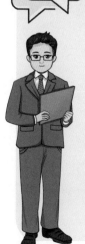

　　换药的目的是观察伤口的愈合情况，如果伤口出现感染或者裂开，在换药时可以及早发现，及时处理。一般每隔 2~3 天换 1 次药，直至拆线。缝针的目的在于减少伤口愈合过程中的张力，促进伤口愈合。但缝线作为异物，难以被组织吸收，所以在伤口完全愈合后应该及时拆除。当然，近年来出现了可吸收缝线以及一些皮内缝合的方式，使伤口更加美观，也减少了拆线的需求，但为了保证伤口的清洁干燥，术后换药仍是必不可少的。

一般在肿瘤术后 10~12 天，如果伤口没有感染，就可以顺利拆线。但是对于高龄、肥胖、血糖控制不佳、营养状况不好的患者，手术后的拆线时间会根据患者的具体情况进行延长。在拆除缝线后，可以用无菌纱布包扎 2~3 天，以免外界不良刺激导致伤口局部磨损，诱发瘙痒或者疼痛的出现。

（王少东）

4. 胸部肿瘤手术后会出现哪些常见的**并发症**

严格掌握手术适应证，做好周密的术前准备和及时的术后处理，可以极大程度地防止术后并发症的发生或减轻并发症的严重程度，但肿瘤手术后仍不可避免地会出现各种并发症。

肿瘤手术后常见的并发症包括以下几大类。

1. 呼吸系统并发症 如痰液潴留、肺不张、肺部感染、呼吸功能不全等。通常是因为手术后伤口疼痛的刺激，导致患者不能进行有效咳嗽，痰液不能及时排出而造成的。

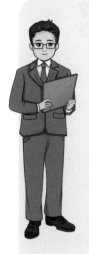

2. 心血管系统并发症 心脏是胸腔内的重要结构，无论哪一侧的肺部肿瘤手术，都不可避免地会对心脏产生一定干扰。因此，接受手术的患者，特别是年龄较大、体质较差或有基础疾病的患者（如冠心病），可能会出现心律失常（如期前收缩和房颤）及手术后低血压等问题。

3. 伤口相关并发症 如伤口愈合不良、伤口感染，这大多与患者的营养状态相关。

4. 其他并发症 这一类并发症一般在术后发生概率比较低，但危险性相对较高，诸如血胸、脓胸、乳糜胸、支气管胸膜瘘、心脑血管意外等。其中，手术后血胸是一种后果严重的并发症，需要紧急救治，必要时应及时再次探查止血。而心脑血管意外则是各类手术中均可能发生的一种并发症，这与麻醉及围手术期机体的应激过程相关，应激状态下身体的各项功能均会受到影响，从而诱发心脑血管意外。

（王少东）

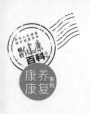

5. 肿瘤手术对**肺功能**有多大的影响

肿瘤手术对肺功能的影响应该根据患者术前的肺功能状态、手术类型等因素来决定，尤其以肺部肿瘤手术为主。

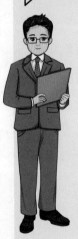

专家说

一般情况下，能够接受手术的患者都会在术前进行肺功能评估，评估合格后再进行手术。所以，在通常情况下，术前肺功能正常的患者，手术对肺功能的影响不大，但术前肺功能受损的患者在术后往往会出现肺功能不全的表现。

肺组织作为人体呼吸的器官，在切除后并不能够再生，因此无论切除范围多少，一旦损失则无法替代。切除范围越大，短期内损失的肺功能越多。所以，进行肺叶切除的患者在术后短时间内往往会出现气短、气促等表现。但是，人体的构造十分精细、复杂，正常人体共有 5 个肺叶在维持呼吸功能，它们就好比 5 个气球，可实际上，每个气球都没有吹到最大状态。换句话说，在接受手术后，可能会损失掉气球的某一部分甚至全部，造成短时间内的肺功能损失，但随着时间的推移，只要进行合理的呼吸功能锻炼，剩余的气球就可以吹得更大，从而达到代偿的效果，使肺功能得到有效恢复。

从另一个角度讲，对于一些较大的肿瘤，它们本身因为体积大而占据了正常肺组织的空间，阻碍了肺的正常工作，那么手术切除后非但不会降低肺功能，甚至有可能使肺功能有所改善。

总之，在一般情况下，肺功能会在肺部肿瘤术后出现短暂下降，但是经过一段时间的术后恢复，肺功能可以恢复到术前水平。

（王少东）

关键词

术后 咳嗽

6. 肺部肿瘤手术后
反复咳嗽怎么办

咳嗽是肺切除术后常见症状之一。根据相关文献研究，肺部手术后急性咳嗽发生率达 50%~70%，急性咳嗽控制不佳，会导致部分患者出现慢性咳嗽，其发生率达 30%~40%。

专家说

在肺部肿瘤手术后出现咳嗽是很常见的，大多为刺激性干咳，具体原因尚不明确，可能与术后肺部解剖结构改变导致的支气管牵拉刺激有关。术后解剖结

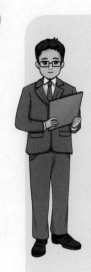

构的改变就如同长期有异物刺激气道，会造成气道高反应，导致机体产生保护性机制——咳嗽。肺部肿瘤手术后的慢性咳嗽会严重影响患者的生活质量及手术效果。

目前，对于肺部肿瘤术后持续咳嗽并无标准的治疗方法，主要治疗目的为通过功能锻炼或者药物治疗降低或控制咳嗽的频率，降低其对患者带来的不利影响以及提升生活质量。由于导致肺切除术后咳嗽的病因以及治疗方法不一，因此会造成肺切除术后咳嗽的治疗效果不佳以及反复发作。肺切除术后咳嗽的主要治疗包括病因治疗以及镇咳药治疗。镇咳药治疗可能阻断中枢神经通路或者外周神经通路，从而达到止咳的目的。

对于轻度咳嗽，往往不需要特别关注；如果咳嗽较为明显，可以对症口服镇咳、化痰类药物。当然，具体药物可咨询专科医生，如呼吸科或胸外科医生。同时，术后患者应在饮食及生活习惯上格外注意，尽量多休息，避免接触刺激性气体，减少刺激性食物的摄入。肺部肿瘤手术后的咳嗽一般可以慢慢恢复。

（王少东）

7. 肿瘤手术后**伤口不愈合**怎么办

肿瘤手术后经过规范护理一般不会出现伤口不愈合的情况，但是仍有个别患者由于种种原因会出现伤口愈合不良甚至感染等情况。一旦出现，首先要仔细检查伤口，判断是什么原因导致的伤口不愈合，从而采取相应的办法来解决。

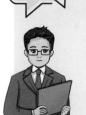

肿瘤手术后伤口不愈合通常有以下几种情况。

1. 部分患者较为敏感，伤口内异物或者是线头会引起机体自身的排斥反应，需要立即处理，如小心取出线头并用碘伏消毒。

2. 如果伤口出现红、肿、热、痛等现象，则极有可能是感染，这个时候应该勤换药，并在医生的指导下使用一些药物控制感染。

3. 还有一些患者合并有糖尿病，这类患者伤口愈合能力比较差，应在控制好血糖水平的基础上适当延长拆线时间。

4. 一些患者术后营养状况较差，应注意加强营养摄入，多食用优质蛋白类食物。

5. 还有一些患者体型较胖，在手术后的恢复过程中，其切口周围的脂肪组织坏死，伤口会流出"油"状物，专业上称为"脂肪液化"。这部分患者需要对伤口内液化的脂肪进行充分引流，勤换药，一段时间后伤口可以自然愈合。

总之，当术后出现伤口愈合不良时，应积极寻找原因，对症处理。

（王少东）

关键词

术后 伤口疼痛

8. 肿瘤手术后**伤口疼痛**
怎么办

手术后伤口疼痛困扰着许多患者，疼痛的程度与伤口大小、手术部位等有关，同时也与人的情绪密切相关。有研究表明，焦虑情绪越严重，机体的痛阈越低，心理上高度恐惧的患者对疼痛的敏感性更高。肿瘤手术后的疼痛是相当明显的，例如肺部肿瘤手术可能损伤或者压迫肋间神经，损伤胸膜，传统的开胸手术更是需要撑开肋骨暴露手术视野，创伤较大，患者术后疼痛比较明显。目前，肿瘤手术多为微创手术，术后疼痛较以往传统开放手术有很大改善，但术后疼痛仍是不容忽视的问题。

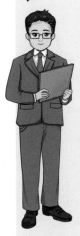

肿瘤术后伤口疼痛属于正常现象，术后切口疼痛的常见机制包括以下几点。

1. 神经损伤　大部分术后疼痛源于手术时的神经损伤，手术区域大多有神经分布，神经全部或部分损伤，会导致术后切口疼痛。

2. 外周和中枢神经敏感化　术后疼痛主要表现为神经病理性疼痛，是继发于神经或感觉传导系统损伤的疼痛，其机制包括外周神经敏感化和中枢神经敏感化。

3. 炎性反应　手术创伤后组织损伤部位的修复过程会出现炎性反应。

4. 药物因素　阿片类药物导致痛觉过敏。痛觉过敏是外周及中枢敏感化的表现形式之一，可直接参与术后慢性疼痛的发生、发展。

肿瘤术后随着伤口的愈合，疼痛一般会逐渐缓解。若是轻微疼痛，则不需要特殊处理，在手术伤口完全愈合后便可自行缓解；若是明显疼痛，可口服非甾体抗炎药。中度以上疼痛可通过肌内注射、静脉输注药物予以缓解；较难忍受的疼痛也可以选择持续静脉给药予以缓解。

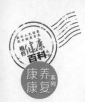

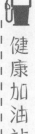

建议患者在术后要保持伤口的清洁与干燥，定期对伤口进行消毒、换药，以免伤口感染导致疼痛加剧。

（王少东）

9. 胸部肿瘤手术后

有**胸腔积液**怎么办

胸部肿瘤术后通常会在胸腔内放置一根胸腔引流管，引流术区的渗液及胸腔内气体，让肺更好地复张。根据术后康复情况，在符合拔管标准后拔除引流管。在拔除引流管后，胸腔内仍可能存留少量胸腔积液，可以依靠人体的壁层胸膜自行吸收，无须特殊处理。一般来说，这些少量的胸腔积液会在术后 1 个月内逐渐被吸收。如果拔管后胸腔积液持续增多，患者出现胸闷、憋气、发热等症状，则需要及时就医，进行相应的检查，以排除胸腔感染、乳糜胸等情况引起的胸腔积液，必要时需要再次进行穿刺引流。

专家说

肿瘤术后出现胸腔积液的原因包括肺部感染、低蛋白血症等，治疗通常需要根据病因决定。如果是肺部感染，则可以通过药物治疗；如果是低蛋白血症，

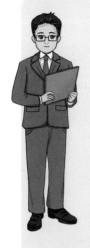

通常可以通过一般治疗、药物治疗等方式进行治疗。

1. 肺部感染　由于胸部肿瘤术后患者出现肺部感染，可能会导致少量胸腔内的炎性渗出，从而引起胸腔积液。患者可以在医生的指导下合理使用抗生素进行治疗。

2. 低蛋白血症　由于肿瘤患者在术后身体较差，可能会出现低蛋白血症，导致血管内的液体渗出到胸膜腔，从而引起少量胸腔积液。患者可以多进食富含蛋白质的食物，如乳类、瘦肉或豆类等。患者也可以在医生的指导下使用氢氯噻嗪、螺内酯等药物进行治疗。

（王少东）

10. 为什么肿瘤手术后
体内会有金属物

现在的手术基本上是微创手术，手术中需要一种最为重要的工具——切割缝合器。切割缝合器类似于"订书机"，所使用的缝合钉为金属材质，基本上是钛钉。医生需要在切除的组织两边各订三排缝

合钉，钉完以后再用刀切开，这样就不会出血、漏气，或者出现其他问题。

可以说，金属缝合钉在微创手术的发展历史上是一个巨大的突破点，正是因为有了切割缝合器的发明，肿瘤外科才能进行微创手术。肿瘤手术中需要使用内镜直线型切割缝合器对组织进行切割缝合，缝合器钉仓内使用的是金属缝合钉，故手术后患者体内会存留金属。

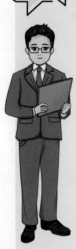

目前，最普遍的缝合钉是选用表面经过特殊处理（包括表面涂层、酸蚀及其他表面处理技术）的纯钛材料、钛合金材料和纯钽材料。金属钛耐腐蚀、永不生锈、组织相容性好，目前使用的纯钛缝合钉在静磁场强度 3.0T 以下是安全的，也就是说术后进行 1.5T 或者 3.0T 的磁共振检查是安全的，体内留存的缝合钉对身体影响小。

但是，如果金属物周围的软组织在随访过程中有增大迹象，则需要考虑切缘组织增生，有切缘复发风险，应及时到肿瘤外科就诊，进行专业评估。

（王少东）

11. 肺部肿瘤手术后，肺部还会**再长肿瘤**吗

严格来讲，肺部肿瘤手术后仍然有可能再发现肺部结节。需要根据病情状态及 CT 复查的具体情况进行分析。

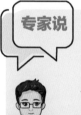

专家说

对于早期肺癌患者，一般认为手术切除后就达到了治愈的目的，那么为什么还会再长结节呢？其实，长结节并不代表一定是肺癌复发了。这就像健康人群体检也可能发现结节一样，术后患者在复查过程中同样也有可能出现新的结节。

肺部作为人体的呼吸器官，必然会吸入各种各样的粉尘、颗粒，这些颗粒沉积在肺泡中就有可能在 CT 上表现为结节。因此，对于早期肺癌患者，术后新长出来的结节仍然有很大可能是良性的，只要密切复查监测，结节不继续发展就不需要过度紧张。

但是，对于中晚期肺癌患者，如果术后复查过程中出现新发的结节，特别是结节在随诊过程中出现了明显变化，例如结节变大、数量变多，那么就不能排除是肿瘤复发、转移，需要引起足够的重视，应进一步完善一系列检查，帮助明确诊断。

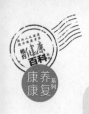

因此，肺部肿瘤术后再长出结节并不可怕，只需要定期复查，严密监测。对于高度可疑复发的结节，则要进行进一步检查，以明确其性质，避免结节进一步增大而影响后期的治疗效果。

（王少东）

二

肿瘤患者的
化疗后康复

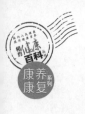

12. 为什么肿瘤患者 要进行**化疗**

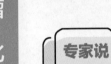
肿瘤治疗发展日新月异，除手术治疗、放射治疗（简称"放疗"）、化学药物治疗（简称"化疗"）等传统治疗外，目前免疫治疗、靶向治疗等新手段也被广泛应用。很多患者和家属认为，化疗疗效有限，还有许多副作用，可能会对身体造成严重损害，因此抗拒化疗。但事实是怎样的呢？为什么肿瘤患者要进行化疗？

专家说

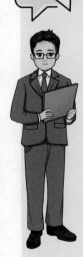

什么是化疗

化疗，即化学药物治疗，指通过使用药物来杀灭或抑制肿瘤细胞生长。

为什么化疗会有副作用

化疗药物通常对分裂较快的细胞更具有毒性，因此可以杀灭或抑制肿瘤细胞生长。但是对于增殖活跃的正常细胞，如造血细胞、胃肠黏膜细胞也会有影响。因此，会引起一系列副作用，如白细胞减少、恶心、呕吐、腹泻等。目前，对于副作用都有相应的防治措施，确保患者能够完成治疗。

为什么手术完全切除后还要化疗

手术切除肉眼可见的肿瘤后，可能还有肿瘤细胞隐匿残留，导致肿瘤复发、转移。化疗可以帮助消灭术后残留的肿瘤细胞，从而降低肿瘤术后复发、转移的风险。

为什么有时手术之前要化疗

术前化疗可以帮助缩小肿瘤体积，确保手术完整切除肿瘤。对于肿瘤体积较大的患者，选择术前进行化疗，可以提高手术成功率及临床治愈率。

所有肿瘤都需要化疗吗

不同病理类型的肿瘤对化疗的敏感性不同。一些肿瘤，如淋巴瘤、生殖系统肿瘤，对化疗非常敏感，甚至可以达到治愈的效果。

晚期恶性肿瘤常伴有全身广泛转移，失去手术根治机会，往往以化疗作为主要治疗手段，缓解症状、改善痛苦、延长生命。

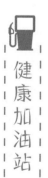

健康加油站

化疗期间应该注意什么

1. 保证营养，选择易于消化的食物，增加蛋白质的摄入，少食多餐。

2. 适度运动，有助于维持身体功能。

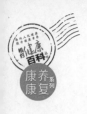
3. 保持心理健康，寻找放松和舒缓的活动，如冥想或听音乐。

4. 注重口腔卫生，三餐后漱口，早晚刷牙，避免摄入刺激性食物。

5. 保证充足的睡眠，保持大便通畅。

6. 定期随访，及时向医生报告不适症状。

化疗是一种基础的肿瘤治疗方式，患者和家属应该详细了解治疗方案，与医护积极配合，以提高治疗效果和生活质量。

（刘东颖　成宪江）

13. 为什么肿瘤患者
化疗后会失眠

"睡不着、醒得早、睡眠质量差、睡眠时间少"，以上这些都是失眠的表现。失眠在化疗患者中普遍存在，但很多患者对其不重视，长期忍受失眠之苦，严重影响生活质量。了解化疗后为什么会失眠，有助于更好地应对这一挑战。

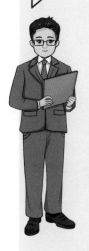

为什么化疗会导致失眠

1. 化疗药物作用 化疗药物影响体温调节周期，干扰生物钟，降低褪黑素水平；损伤卵巢导致雌激素下降，影响睡眠。

2. 化疗辅助药物作用 使用激素、止吐药、止痛药、抗焦虑抑郁药等都会影响睡眠质量。

3. 化疗药物副作用 恶心、呕吐、疲劳等直接干扰患者的睡眠。

4. 负面情绪 疾病治疗的不确定感可导致恐惧、焦虑、抑郁等负面情绪的出现。

5. 经济压力 治疗费用高，经济压力大，可增加失眠的概率。

6. 医疗氛围 对医院存在排斥心理，环境的变化也会导致患者失眠。

失眠对肿瘤患者的影响

1. 生活质量下降 白天疲劳、乏力，影响工作和生活。

2. 免疫系统受损 失眠可导致免疫系统受损，增加感染风险，影响治疗效果。

3. 增加抑郁症的发病风险 失眠和抑郁、焦虑等负面情绪会形成恶性循环，失眠患者中有 40% 存在精神疾患。

4. 增加白天意外事故的发生风险 睡眠不足导致精神恍惚，增加摔伤、跌倒、骨折等风险。

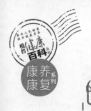

如何改善失眠

1. 调整生活方式 戒烟、戒酒；规律作息、早睡早起；少食多餐；睡前排空小便，不喝浓茶、咖啡。

2. 放松技巧 临睡前进行深呼吸，用温水浸泡脚部等。

3. 调整情绪 信任医生，积极配合治疗；保持积极乐观的情绪；加强亲情支持。

4. 改善环境 保持环境安静、定时通风；注意温度、床垫枕头的舒适性，穿着宽松、柔软的睡衣入睡。此外，耳塞、眼罩、抱枕等也有助于睡眠。

5. 医疗管理 积极治疗原发病；预防并减轻并发症；根据病情可给予吸氧、止痛、镇静、催眠等疗法，以保证充足睡眠；也可以寻求中医中药改善睡眠。

（刘东颖 戍宪江）

14. 为什么**肿瘤患者**化疗后会**便秘**

关键词

便秘 膳食 按摩

化疗后的消化道不良反应包括恶心、呕吐、腹泻、便秘等，其中"便秘"常被忽略。化疗后便秘的发生率为 16%~48%，同时使用止吐药时，便秘的发生率达 90%。便秘会导致患者焦虑、烦躁，影响身心健康。

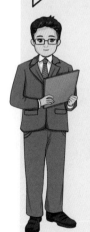

专家说

为什么化疗会导致便秘

1. 药物副作用 化疗药物及辅助药物，如止吐、镇痛、镇静药物等，可通过不同的机制作用于肠道，导致便秘。

2. 进食减少 化疗导致食欲缺乏、进食减少，患者不能摄入足够的膳食纤维、维生素和水分，导致便秘。

3. 活动减少 化疗期间，患者活动量减少，使肠道蠕动减少，导致便秘。

4. 心理环境因素 化疗期间，患者紧张烦躁，心理状态不佳，抑制副交感神经；同时由于住院后环境改变，影响平时排便习惯，导致便秘。

便秘的危害

1. 加重胃肠道症状 导致腹胀，加重恶心、呕吐。

2. 心脑血管意外 便秘会使腹压持续增高，减少回心血量，同时增高颅内压，极易导致心脑血管意外的发生。

3. 营养不良 腹胀、恶心会导致进食减少，加重营养吸收障碍。

4. 肛周病变 大便用力导致痔疮、肛裂，甚至脱肛、子宫脱垂。

5. 跌倒等意外事件 久蹲后出现腿脚麻木、乏力、眩晕等。

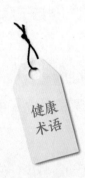

健康
术语

化疗相关性便秘

化疗相关性便秘是指由于接受化疗和辅助药物产生的以大便间隔时间延长、大便变硬、形状改变为特点的一种便秘。

健
康
加
油
站

如何治疗便秘

1. 排便训练 选择安全、舒适、私密、方便的环境排便，使用马桶时可踩在小脚凳上增加腹压，培养定时排便的习惯。

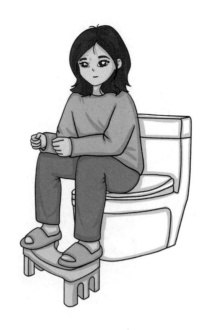

2. 膳食建议 多饮水，建议化疗期间每天饮水量达到 2 000 毫升以上，鼓励患者摄入高膳食纤维的食物，如芹菜、蜂蜜、红薯、酸奶、香蕉等。

3. 适当运动 可以增加肠道蠕动，尽量下床活动。

4. 药物治疗 可在医生指导下口服通便药，首选乳果糖等渗透性泻药，还可以选择中药通便。必要时可使用灌肠剂、栓剂。

5. 腹部按摩 有便意时可手掌贴于腹部，以肚脐为中心，脐上下 6 横指、脐左右 4 横指为着力点，顺时针环形按摩，每天 1 或 2 次，每次 10~15 分钟。

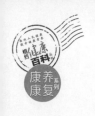

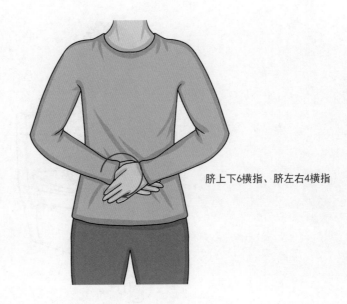

脐上下6横指、脐左右4横指

（刘东颖　戍宪江）

15. 为什么**肿瘤患者**化疗后
需要**保暖**

　　"注意保暖"是化疗患者出院时，经常听医护人员叮嘱的，这不仅仅是因为化疗后会出现白细胞、血小板、血红蛋白减少，抵抗力降低，保暖可以避免受凉，引起感冒、发热。更重要的是，患者使用某些化疗药物，如奥沙利铂，受凉会诱发或加重一种称为"化疗诱导的周围神经病变"的不良反应，导致患者出现严重的四肢麻木、感觉异常。

化疗诱导的周围神经病变的表现

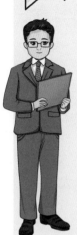

主要表现为末梢感觉异常，好发于手足，包括烧灼感、痒感、尖锐痛感、麻木和平衡感减弱，严重时如同"踩棉花"，极易发生跌倒。

哪些化疗药物会诱导周围神经病变

目前，已知可能导致周围神经病变的化疗药物有铂类（如顺铂、卡铂、奥沙利铂），长春碱类（如长春新碱、长春瑞滨）和紫杉烷类（如紫杉醇、多西他赛），蛋白酶体或血管生成抑制剂类（硼替佐米、沙利度胺）等。其中奥沙利铂发生周围神经毒性最为常见，症状也最严重。

周围神经病变的治疗

周围神经病变的治疗包括药物和非药物，此外调整化疗剂量和使用时间间隔也是治疗周围神经病变的有效方法。

度洛西汀是治疗周围神经病变所致神经痛的一线药物；普瑞巴林、阿片及非阿片类药物也可根据临床经验使用。局部周围神经性疼痛可应用局部治疗，如辣椒素贴剂、利多卡因贴剂、其他贴剂和凝胶制剂。

非药物治疗包括功能锻炼、针灸、耳穴贴等，早期应用可以改善和减轻神经病变症状，减少功能损伤的发生。

关键词

奥沙利铂 神经毒性

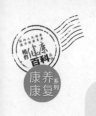

化疗诱导的周围神经病变是一种常见的、与化疗药物相关的剂量限制性不良反应。据统计，在经多西他赛治疗两年后的患者中，42%的患者存在神经病变症状；经奥沙利铂治疗两年后的患者，神经病变罹患率高达84%。

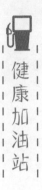

常见的保暖措施

1. 外出戴口罩、围巾、帽子、手套保护，尤其是秋冬季。

2. 从冰箱里拿东西要戴手套。

3. 接触金属要戴手套。

4. 不饮用冷饮，不用冷水洗脸、洗衣服。

5. 不在任何部位使用冰敷。

6. 不在冷空气中深吸气，避免喉痉挛。

（刘东颖　成宪江）

16. 为什么**肿瘤患者**化疗后会**脱发**

关键词

我们经常会在电视剧中看到，肿瘤患者在化疗后会大量脱发或变成"光头"的剧情，这让现实生活中的很多患者尤其是女性患者对化疗产生了深深的畏惧。那么，化疗后一定会脱发吗？这是怎么回事，该如何解决呢？

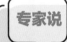

专家说

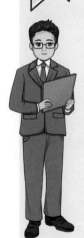

为什么化疗后会脱发

化疗会攻击快速分裂的细胞，头发的生长也需要细胞不断分裂增殖，因此，化疗会影响头发的生长周期，导致脱落。

脱发出现的时间

脱发通常从化疗后 2~3 周开始，1~2 个月时最为严重。

不脱发是代表化疗没效果吗

绝大部分化疗药物，如蒽环类药物、紫杉醇、氟尿嘧啶、顺铂、阿糖胞苷等都会造成脱发，但某些药物不会导致脱发，如培美曲塞、奥沙利铂、吉西他滨等；有些药物会导致头发变稀疏，但不会完全脱落，如环磷酰胺。脱发程度跟给药剂量成正比，剂量越大，

脱发 疗效 再生

周期越长，毒性累积就越大，脱发越明显。此外，每个患者的身体素质不同，即便使用同样的治疗方案和剂量，脱发的发生时间和程度也可能不同。不脱发不代表化疗无效。

头发会重新长出来吗

大部分患者在化疗结束后的 1~2 个月长出稀疏的细毛。再生头发可能与化疗前存在不同，有的会变细、变脆，有的比化疗前更粗、更黑。

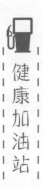

健康加油站

如何应对脱发

1. 提前预防和缓解　使用冰帽降低头皮温度，减轻脱发。

2. 饮食护理　摄入富含微量元素和维生素 E 的食物，促进毛发生长。

3. 日常护理　使用木梳梳理头发，动作轻柔可促进头皮的血液循环。

4. 减少脱落　睡觉时戴发网，使用光滑面料的枕头，避免头发脱落。

5. 加强防晒　使用帽子或防晒指数高的防晒霜保护头皮。

6. 新发养护　新长出的头发比较脆弱，应避免染发、烫发，留短发便于打理。

7. 慎用生发剂　避免盲目使用生发剂，剪短头发方便整理，避免用力梳理。

脱发是化疗后一种暂时且可逆的不良反应，算是化疗里最轻的副作用。只要患者摆正心态、合理饮食、规律作息、适度运动，秀发很快就可以回来！

（刘东颖　成宪江）

17. 肿瘤患者化疗后可以**注射疫苗**吗

关键词

流行性感冒　肺炎　疫苗

肿瘤患者化疗后免疫力降低，容易并发流感、肺炎等感染性疾病，此时接种疫苗是会帮助人体产生抗体，预防疾病，还是会让原本脆弱的身体雪上加霜？化疗后注射疫苗是否有效？有什么风险？

专家说

为什么需要接种疫苗

肿瘤患者免疫力低，且常有置入导管或其他侵入性操作，感染风险增高。疫苗可以预防常见的病原体侵入，减少感染风险。

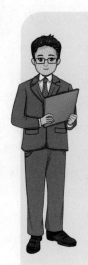

化疗期间应何时接种疫苗

化疗后可能出现明显的骨髓抑制，导致无法产生高滴度保护性抗体。因此，建议至少应在化疗前两周或化疗后的 1~2 周进行接种。

可以接种哪些疫苗

推荐接种流感疫苗、肺炎球菌疫苗、乙肝疫苗，其他如狂犬病疫苗、HPV 疫苗、带状疱疹疫苗，应根据自身情况选择接种。

化疗后注射疫苗是否安全

建议在专业医生的全面评估后接种。一般情况下，化疗后注射疫苗是安全的。但具体情况要结合肿瘤类型、病情严重程度、化疗方案、患者的自身免疫力以及耐受程度进行个体化分析。

此外，不同类型的疫苗有不同的成分和特性。有些疫苗是由活病毒制成的，另一些是由死病毒、细菌或病毒的部分制成的。化疗后对于接种活病毒疫苗要更谨慎，死病毒或亚单位疫苗可能更容易被推荐。

化疗后接种疫苗疗效会受影响吗

研究显示，化疗患者接种疫苗后，虽然保护性抗体相较未化疗患者或健康人群有所减少，但仍可被检测到。可使接种人群流感和肺炎的发生率和死亡率降低。

（刘东颖　戍宪江）

18. 肿瘤患者化疗后可以**生育**吗

随着肿瘤治疗技术的进步，很多年轻的肿瘤患者可经过积极的治疗获得痊愈，但这些患者往往面临着生育抉择。肿瘤患者化疗后还可以生育吗？

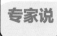

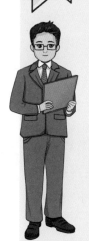

化疗影响生育吗

卵巢与睾丸都对化疗敏感，极易受到化疗的影响。6~8 周期的化疗就可导致卵巢中卵泡数量的减少。男性在化疗数月内精子数量会出现进行性下降。因此，化疗影响生育，化疗期间应严格避孕。

化疗后多久可以生育

化疗后 1 年内女性月经恢复正常，男性需要 1~2 年生精干细胞开始增殖分化，精子数目增加并接近正常。化疗 1 年内，可能存在生殖细胞遗传损伤，影响后代发育。在此期间应严格避孕，恢复期后（1~2 年）尝试自然受孕。

乳腺癌患者生育会导致病情复发吗

乳腺癌患者怀孕时虽然雌孕激素水平升高，但不会促进乳腺癌复发。怀孕后，胎儿抗原出现在肿瘤表面，

起到类似"疫苗"的作用。此外，高水平雌激素（雌激素、孕激素）可使肿瘤细胞凋亡；分娩后哺乳可以维持低雌激素水平；妊娠可以抑制干细胞分化，促进正常细胞分化，抑制致癌因素。因此，生育不会导致乳腺癌复发，也不影响患者生存时间，对于雌激素受体阴性的患者来说，怀孕还可以延长生存时间、提高生活质量。

化疗后生育对后代有影响吗

许多患者能够在接受过化疗后顺利怀孕并生育健康的孩子，但孩子是否健康除了疾病本身和化疗的影响外，也受其他因素影响，如孕妇的年龄和生育时的健康状况。因此，在考虑生育时，需要综合考虑患者的疾病状态、治疗方案以及个体差异，制订合适的生育计划。

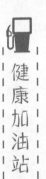

健康加油站

如何保存生育能力

1. 以戈舍瑞林为代表的促性腺激素释放激素类似物可以减轻化疗对卵巢功能的伤害。如果有生育需求，可以在化疗前 2 周开始使用戈舍瑞林，每月 1 次，直至化疗结束后 2 周给予最后 1 剂。

2. 除自然受孕外，胚胎冷冻，卵子、精子冷冻，卵巢组织冷冻等辅助生殖技术也可以提高生育机会。但要注意，这些方案需要在有经验的生殖中心进行，且必须在化疗前完成。

（刘东颖　成宪江）

19. 肿瘤患者**化疗药物** **过敏**后还可以**再次使用**吗

关键词

很多人都经历过"过敏"——皮肤痒、长红疹。化疗药物过敏在临床上也偶有发生，常见于铂类和紫杉类化疗药，严重时会引起呼吸困难、休克甚至危及生命。出现皮疹、瘙痒就预示着会发生更严重的过敏反应吗？是不是以后就不能化疗了呢？

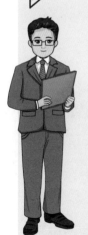

专家说

引发过敏的化疗药物及其特点

大多数细胞毒类药物都会引发不同程度的过敏反应，但多为轻度皮疹，停药后会迅速消失。少数化疗药物可发生严重过敏反应，常见于使用紫杉醇和铂类化疗药过程中。

目前认为紫杉醇过敏反应主要是由赋形剂（聚氧乙基代蓖麻油）所致，多为速发型过敏反应，在用药数秒至数分钟内即可出现过敏反应，如皮疹、瘙痒、心慌、气短、呼吸困难、低血压等。

铂类药物过敏反应多为迟发型过敏反应。与紫杉醇不同，常在化疗开始数个疗程后出现，且之后持续存在，与剂量的累积效应有关。

过敏 皮试 脱敏治疗

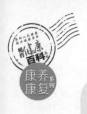

过敏反应的分级

过敏反应多采用美国国家癌症研究所通用毒性标准分级。

1. Ⅰ度　皮肤潮红。

2. Ⅱ度　荨麻疹、皮疹等，全身蚁走感。

3. Ⅲ度　心慌、胸闷、气短等，支气管痉挛性呼吸困难。

4. Ⅳ度　过敏性休克。

紫杉醇过敏后的再次使用

紫杉醇出现过敏反应后如要再次使用，Ⅰ度可以再次化疗；Ⅱ～Ⅲ度，需要医生和患者共同权衡利弊后再决定是否化疗；如果是Ⅳ度不良反应，就不再使用紫杉醇了。

铂类药物过敏后的再次使用

铂类药物出现过敏反应后一般不建议再次用药，如确实无替代方案，既往出现Ⅰ度反应的患者需要严格进行皮试，皮试阴性后重新给药，并增加预先处理；既往出现Ⅱ～Ⅲ度反应或皮试阳性的患者应先行脱敏治疗后再用药。Ⅳ度不良反应不再应用铂类化疗药物。

化疗药物出现过敏，再次使用时，医护及患者均不可轻视，必须加强监护，密切观察，积极预防和处理，防患于未然。

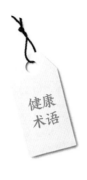

健康术语

脱敏治疗

　　脱敏治疗是指通过反复接触药物或过敏原，逐渐增加剂量以提高患者对其的耐受性，从而减少过敏反应发生风险，最终达到耐受治疗剂量的目的。

（刘东颖　成宪江）

关键词

合理膳食　饮食禁忌

20. 肿瘤患者化疗时可以 **喝茶水、绿豆汤、萝卜汤**吗

　　"绿豆汤、茶水、白萝卜能解毒，化疗以毒攻毒，喝茶水、绿豆汤会让化疗效果减弱""鱼虾、牛羊肉是发物，会长肿瘤"，肿瘤患者总能听到这些"善意"的提醒。事实上，这些言论多是对中医一知半解的人以讹传讹而来。那么，肿瘤患者真实的饮食禁忌是什么呢？

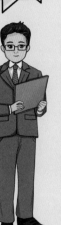

化疗能喝绿豆汤吗

可以。绿豆有特殊的芳香气味，可以改善反胃、恶心等消化道反应。但绿豆中的膳食纤维丰富，容易引起腹胀、腹泻，不能过多食用。

化疗期间能喝茶吗

淡茶能够刺激食欲，改善口苦。茶多酚能够阻断多种致癌物质的合成，因此，化疗期间可以饮淡茶，应避免饮浓茶。浓茶会加重胃肠道刺激，改变胃肠道酸碱度，影响口服药物的吸收。

化疗期间能喝萝卜汤吗

化疗期间，可以适当吃萝卜、喝萝卜汤。萝卜中的膳食纤维、微量元素和矿物质丰富，可以促进胃肠道蠕动，缓解便秘，补充营养。但不能过多食用，避免刺激胃肠道引起消化不良。

化疗期间能吃鱼虾、牛羊肉吗

古人把出现过敏等不良反应之前所食用之物统称为"发物"。多见于海鲜、牛羊肉，但主要是因为对食物过敏、处理不当，或食物本身不洁净引起的。

当前，"发物"一说没有被现代医学认可。"发物致癌"更缺乏依据。相反，鱼虾、牛羊肉可以增加蛋白质摄入，增强免疫力。

化疗期间的饮食禁忌

吸烟饮酒，食用生冷、霉变、辛辣刺激、腌制、高糖、高脂肪的食物都不利于化疗期间的健康。此外，西柚等水果会抑制细胞色素 P450 酶的活性，影响某些药物代谢，安全起见应避免食用。

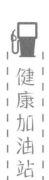

化疗期间的膳食建议

1. 多饮水 促进排尿，利于毒素代谢。

2. 增加蛋白质摄入 蛋白质可以维持肌肉质量、增强免疫力。应选择瘦肉、鱼虾、鸡蛋、豆类、奶制品等富含蛋白质的食物。

3. 多食用蔬菜、低糖水果 富含维生素、矿物质和抗氧化剂。

4. 选择易消化的食物 如米饭、面条、蒸熟的蔬菜和水果。

5. 可以少量多次进食 有助于减轻胃部负担，避免不适。

（刘东颖 成宪江）

21. 肿瘤患者化疗后需要**卧床休息**吗

关键词

休息 卧床 锻炼

"化疗出院后，老公让我卧床静养，不做饭、不做家务，每天吃饱了睡，睡醒了胡思乱想，都不知道今天是几号……"许多肿瘤患者

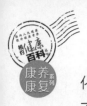

化疗后选择卧床休息的方式进行休养，这样做能帮助患者尽快从化疗不适中恢复过来吗？

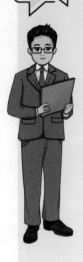

休息≠卧床

　　一般来说，化疗后患者可能会出现疲劳、恶心、呕吐等不适症状，因此需要适当的休息和放松。但并不意味着需要完全卧床休息，过度的卧床休息反而会带来一些负面影响，如肌肉萎缩、静脉血栓等。

适度运动

　　适度运动可以减少肌肉分解，增加合成，帮助患者改善体能，减少因缺乏运动而导致肌肉萎缩的风险，使患者从肿瘤治疗中尽快恢复过来。大部分恢复期的肿瘤患者可以在有氧运动基础上进行个体化的抗阻训练，以保持肌力和肌肉量。如果体力较差，也可以每天散步10~15分钟，循序渐进，改善体能、控制体重。

需要卧床的情况

　　某些身体虚弱或化疗反应严重的患者，可能需要更多的卧床休息来帮助身体恢复。此外，化疗后重度贫血的患者，因为体内的细胞无法获得足够的氧气，会使人感到非常疲劳，应以卧床休息为主。住院期间最好有人陪伴照顾，休息时拉上床挡防止坠床。起身及活动时做到"三慢"——起身慢、站起慢、走动慢。重度血小板减少的患者也要减少活动，必要时绝对卧床，避免受伤出血。

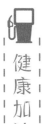

健康加油站

化疗后 24 小时养生作息表

时间	事件
07：30	起床(一杯温开水,晨起要排便)
08：00	吃早餐(早餐吃好不吃多)
10：00	轻体力活动(瑜伽、慢跑、打太极),吃水果
12：00	午餐(有菜有肉又有饭)
13：00	午休(时间不长要保暖)
14：00	休闲娱乐(看书、画画、听音乐)
18：00	晚餐(查漏补缺七分饱)
19：00	散步(有助消化好心情)
20：00	陪陪家人(聊天谈话没压力)
21：00	洗澡泡脚解疲乏
22：00	上床睡觉,不玩手机

(刘东颖　成宪江)

关键词

疗效　不良反应

22. 化疗药物**选择进口**的会更好吗

　　肿瘤患者在确定化疗方案时，往往会提出这样的问题：进口药是不是更好？他们既担心国产药的疗效和副作用，又担心进口药昂贵的价格让治疗捉襟见肘。那么，两者有什么区别呢？

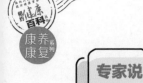

专家说 什么是进口药和国产药

进口药通常是原研药（原创性的新药），由国外跨国药企研发，研发费用高，价格昂贵。当药品专利到期后，我国药企根据原研药仿制生产的药品就是国产药。由于省去了研发费用，生产成本低，价格也低。特别是带量采购后，通过以量换价，部分国产药价格进一步大幅降低。

仿制药和原研药等效吗

理论上原研药和仿制药是等效的，因为化学成分一样。仿制药上市前必须通过质量和疗效一致性评价，证明其与原研药在有效成分、给药途径、剂型、生物利用度等方面没有显著差异，并达到相同或接近的治疗效果才可以上市替代原研药使用。原研药经过最严格验证，有广泛的临床研究数据支持。仿制药主要优势在于价格较低。

仿制药比原研药副作用大吗

化疗副作用主要与个体素质有关，但由于国产仿制药与原研药在生产工艺和杂质水平上存在差异。某些国产药可能导致更大概率的副作用。

原研药和仿制药互换影响疗效吗

没有特殊情况一般不建议换药。但当医院里没有原研药，只有仿制药时，也不要因此耽误治疗，一定要和主诊医生充分沟通，安心地使用仿制药，一般是不会影响疗效的。因为，相比到底选择原研药还是仿制药，保持良好的心态，积极配合医生坚持按疗程合理用药才是更重要的。

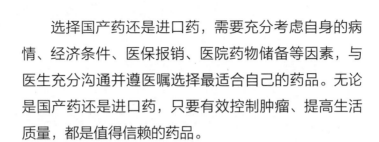

选择国产药还是进口药，需要充分考虑自身的病情、经济条件、医保报销、医院药物储备等因素，与医生充分沟通并遵医嘱选择最适合自己的药品。无论是国产药还是进口药，只要有效控制肿瘤、提高生活质量，都是值得信赖的药品。

（刘东颖　成宪江）

三

肿瘤患者的
放疗后康复

23. 为什么**肿瘤患者**
需要进行**放疗**

肿瘤患者在就诊过程中，有时候会被建议接受放射治疗（简称"放疗"）。相较于"手术"等医学名词，老百姓对放疗相对陌生，甚至闹出极少数患者将其理解为"放弃治疗"的笑话。据统计，约70%的肿瘤患者在不同阶段需要接受放疗。放疗是恶性肿瘤治疗的主要方法之一，且是一种局部治疗手段。根据世界卫生组织统计，45%的恶性肿瘤可治愈，其中手术占22%，放疗占18%，化疗占5%，因此，放疗对肿瘤治愈的贡献度达40%。放疗在肿瘤治疗中占有非常重要的地位。

关键词

放疗 肿瘤细胞

专家说

什么是放疗

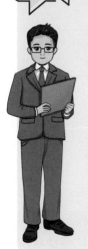

放疗是肿瘤治疗的三大手段之一（还包括手术治疗和内科治疗）。放疗是一种局部治疗手段，通过射线杀灭肿瘤，相关知识包括放射物理学、放射生物学及临床放疗学。看不见摸不着的射线是通过辐射来破坏肿瘤细胞的遗传物质，使其失去再增殖的作用而达到控制肿瘤的效果。随着治疗及辅助设备的迭代更新，放疗较以前愈加精准，治疗过程尽可能争取最大程度减少对正常组织的破坏且最大程度杀灭肿瘤细胞。

放疗和其他治疗有什么不同

放疗是一种局部治疗方法，通过可以精确定位到肿瘤组织所在的区域，最大限度地减少对周围健康组织的伤害。其与另一种局部治疗手段——手术治疗不同，放疗通常是非侵入性的，不需要切开皮肤，其适用范围比较广泛，可用于多种肿瘤类型，包括但不限于肿瘤的初步治疗、辅助治疗和姑息治疗。对于一些伴疼痛或压迫等症状的晚期转移瘤，放疗可以提供局部控制，减轻症状和疼痛。

医生通常会根据患者的病情、肿瘤类型和个人健康状况来确定合适的治疗方案，有时会结合不同的治疗方法提高治疗效果。

（储　黎）

24. 哪些患者需要
接受放疗

放疗是一种局部治疗手段，不是所有患者都适合应用。放疗对不同类型和阶段的肿瘤具有不同效果。有些类型的肿瘤对放疗更为敏感，而对于有些类型的肿瘤则效果不佳。另外，患者的整体健康状况也是考虑是否进行放疗的重要因素。如果患者的身体状况无法承受放疗的副作用或并发症，医生需要选择其他治疗方法。有些肿瘤位于敏感的器官或结构附近，放疗可能会对周围健康组织造成较大损伤，因此肿瘤的位置和大小也会影响放疗的可行性。最后，患者的个体特征，如年龄、生活方式和治疗偏好，也是影响是否选择放疗的重要因素。

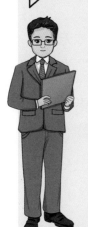

放疗的适应证

放射治疗的适应证大致可以分为以下 4 类。

1. 患者检查出早期肿瘤，但因身体原因（如高龄、严重心脏病等）不能接受手术治疗的，放疗可以作为一种根治性治疗选择。

2. 如发现时肿瘤分期相对较晚，如局部晚期的肿瘤患者，可接受根治性放疗和化疗等综合治疗，也有较高的治愈率。

3. 对于晚期肿瘤患者伴随有症状的远处转移，放疗可以起到姑息减症的目的。

4. 此外，部分患者接受手术治疗后，还需要进行术后辅助治疗。放疗剂量及技术等需要根据具体情况决定。

放射治疗的禁忌证

对于某些患者，放疗可能不适合。以下是一些常见的放疗禁忌证。

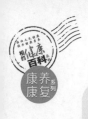

1. **严重的全身性疾病** 如果患者存在严重的全身性基础疾病，如严重的心脑血管疾病，相关的放疗可能会增加患者的风险。

2. **肿瘤位置与重要器官关系密切** 某些肿瘤位于器官或组织的敏感区域，如脑干、脊髓或心脏等，放疗可能会对周围的正常组织造成严重损伤，需要谨慎设计和评估。

3. **孕妇** 放疗通常不适合孕妇，因为放疗可能会对胎儿造成损伤。如果患者怀孕或怀疑怀孕，医生通常会推迟放疗的时间，直到孕妇能够安全进行治疗。

4. **治疗区域无法精确定位** 肿瘤位置无法精确定位或无法准确照射，放疗的效果会受到影响，并增加周围正常组织的损伤。

5. **患者不配合** 放疗通常需要患者密切配合，如果患者不愿或无法配合治疗要求，放疗可能会失效或增加治疗风险。

（储 黎）

25. 有哪些不同的**放疗技术**

放疗技术不断发展和进步，从二维常规放疗，到后续出现三维适形放射治疗、调强放射治疗等放疗技术。不同类型和分期的肿瘤患者需要接受放疗的方式和剂量不同。随着影像技术和放疗设备的更新迭代，越来越多的新型放疗技术涌现出来，以满足临床肿瘤治疗的需求。

专家说 放射治疗技术的分类

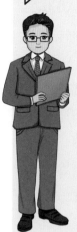

目前，放疗技术包括三维适形放射治疗（three-dimensional conformal radiation therapy，3DCRT）、调强放射治疗（intensity-modulated radiotherapy，IMRT）、容积弧形调强放射治疗（volumetric intensity modulated arc therapy，VMAT）、立体定向放射治疗（stereotactic body radio therapy，SBRT），以及螺旋断层放射治疗（tomo therapy，TOMO）、质子重离子治疗技术等。临床实践中需要根据患者疾病特点及经济条件等综合考虑选择适合的放疗技术手段。

不同放疗技术的特点

1. 调强放射治疗 一般来说，3DCRT 在照射范围内的强度是均匀的，或者使用一些简单装置来改变剂量分布。IMRT 是在三维适形照射的基础上，通过计算机优化确定穿过靶病变的射线强度，使高剂量射线在三维方向上的分布形状与病变外形一致。这种剂量调节使得肿瘤的不同区域或周围组织接受不同剂量的照射。与 3DCRT 相比，IMRT 可以更好地降低一些副作用的发生风险。

调强放射治疗是一种先进的放疗方法，可用于治疗各种类型的肿瘤。它使用计算机来调节辐射束的强度，可使用计算机图像创建肿瘤的三维模型。能够将更高的辐射剂量输送到肿瘤，同时减少对周围健康组织的损伤。对于治疗形状复杂或位于身体深处的肿瘤有益，如脑癌、肺癌和头颈癌。

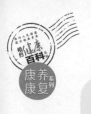

2. 容积弧形调强放射治疗 是在常规 IMRT 技术基础上发展而来的一种新的放疗技术，可在 360°单弧或多弧设定的任何角度范围内对肿瘤进行旋转照射。与 IMRT 不同，VMAT 通过高速动态多叶光栅、连续可变剂量率、可变机架旋转速度等，以优化的连续单次（或多次）弧形照射完成治疗。VMAT 治疗时间更短，剂量输出的效率更高，患者的治疗质量更好。VMAT 从调强放射治疗的 15~30 分钟，大幅缩减到 2~6 分钟，治疗速度快，同时还能调整控制放射线在肿瘤上的强度，避开在肿瘤中间或凹陷处的重要器官，如眼球、脊髓、小肠等，增加肿瘤控制率，降低正常组织并发症的概率，减少治疗后的副作用。

3. 质子重离子治疗技术 是一种使用尖端科技的放疗手段。带电粒子利用加速后的巨大能量穿透人体组织，到达并杀灭肿瘤细胞，相较于 X 射线、γ 射线、电子线等传统射线，质子重离子具有很大优势。这类粒子在进入人体时剂量较低，峰值（布拉格峰）出现在体内深部，因此能减少对周围正常组织的破坏。此种放疗技术可根据肿瘤的深度和大小，将粒子的布拉格峰对准肿瘤靶区，通过调节质子或重离子的能量使布拉格峰展宽到和肿瘤厚度相当的水平再进行治疗，可以保证对肿瘤部位产生高剂量的同时尽量减少副作用。因此，可用于治疗位于身体深部或靠近敏感器官的肿瘤，如脑癌、眼癌和前列腺癌。

（储 黎）

26. **放疗前**需要做
哪些准备

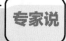
　　放疗流程相对复杂，一般包括制模、CT 定位、勾画靶区、计划设计、计划评估、计划验证，最后实施放疗。通常需要医师、物理师以及技师等通力合作。治疗师给患者进行摆位，患者体位应与模拟定位时保持一致，如胸部肿瘤患者采取仰卧位、双手上举抱肘置于额头的体位。

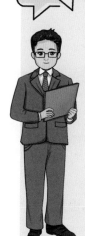

专家说

准备放疗需要哪些流程

　　1. 患者去模具室制作固定模具，然后去定位室进行 CT 或 MRI 定位。

　　2. 医生进行靶区勾画，TPS（treatment planning system）设计治疗计划，计划评估和审核等。

　　3. 模拟机复位，并验证。

　　4. 确定无误后，执行治疗。

　　除特殊治疗技术外，每个患者放疗实施前均需要经过这些完整步骤和标准疗程，确保治疗部位的精准。

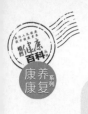

为什么要给放疗患者"画线"

放疗患者定位后身上会被画一些线条，这些线条也称"标记线"，这些标记线非常重要，不仅有利于制订放疗计划，而且技师需要根据标记线进行患者的摆位，保持治疗过程中体位的可重复性及一致性。

患者在放疗前应该做哪些准备

1. 医生面诊 在开始放疗之前，患者及家属一定要与医生进行详细的沟通，了解治疗的过程、可能的副作用以及预期效果。

2. 评估身体状况 医生会要求进行一些检查，以评估患者的整体健康状况，确保能够承受放疗的治疗过程，如骨髓造血系统功能等。

3. 营养调整 保持良好的营养对于放疗期间的身体恢复非常重要。患者可能需要调整饮食习惯，增加蛋白质和维生素等的摄入。

4. 保持皮肤清洁 放疗可能会对皮肤造成刺激和敏感，开始放疗之后，要注意皮肤的保护。

5. 心理准备 放疗可能会对身体和情绪产生影响，因此患者应与家人、朋友或专业心理专家交流，保持积极的心态是很重要的。

6. 安排交通和住宿 放疗可能需要多次往返医院，确保提前安排好交通和住宿，以减少治疗期间的不便。

7. 准备好衣物　在放疗期间，穿着舒适的衣物很重要，特别是容易穿脱的衣物，以便在治疗过程中更换。

8. 了解治疗过程　在开始治疗之前，了解放疗的整个过程，包括治疗频率、持续时间和可能的副作用，这样可以更好地应对治疗过程中的问题。

以上是一些患者在接受放疗前应该做的准备工作，但具体的情况会因人而异，建议在治疗前与医生进一步讨论。

（储　黎）

27. 为什么放疗需要**定期**进行**门诊随访**

与其他肿瘤治疗手段相比，放疗的实施有其特点。需要经过完善的步骤和标准的流程，包括放疗专业人员、放疗所需设备以及放疗辅助材料等。放疗时间跨度大，根治性放疗需要持续6周或以上。患者在接受放疗期间需要进行定期门诊随访。随访目的主要是需要医生与患者沟通症状、体征变化及相关不良反应的发生及严重程度，并进行评估，以便医生灵活调整治疗方案。

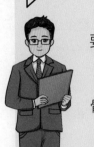

放疗的常见不良反应

放疗严重不良反应的发生率总体来说比较低，主要分为全身反应和局部反应。

1. 全身反应 如乏力、食欲缺乏、恶心、呕吐、骨髓抑制。

2. 局部反应 主要包括皮肤损伤（红斑、色素沉着、干性脱皮、湿性脱皮），放射性黏膜炎（水肿、溃疡等），放射性食管炎（吞咽痛等），放射性肠炎（腹泻等），放射性肺炎（咳嗽等）等。

因此，医生需要定期随访治疗患者，询问相关问题，及时进行局部或全身对症处理，尽量避免出现严重毒副作用，顺利完成既定放疗计划。

放疗后患者需要定期复诊吗

为了严密观察放疗后的疗效变化，远处转移复发风险及正常组织不良反应等，患者需要接受定期复诊，医生根据具体病情确定具体随访时间。

1. 评估治疗效果 定期复诊可以帮助医生评估放疗的治疗效果，监测肿瘤的变化情况，以确定治疗是否取得了预期的效果。

2. 检测复发或转移 定期复诊可以及早发现任何肿瘤的复发或转移，并及时采取必要的治疗措施。

3. **监测副作用**　放疗可能会引起一些副作用，如疲劳、皮肤刺激、食欲缺乏等。定期复诊可以让医生监测这些副作用的严重程度，并采取措施来缓解症状。

4. **管理并发症**　放疗可能会导致一些并发症，如感染、出血等。定期复诊可以及早发现并管理这些并发症，以确保患者的安全和舒适。

5. **调整治疗计划**　根据定期复诊的结果，医生可以调整患者的治疗计划，包括继续放疗、停止治疗或尝试其他治疗方法。

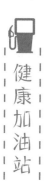
健康加油站

定期复诊的频率和持续时间通常会根据患者的具体情况和治疗方案而定，医生会根据患者的需要进行个性化的安排。因此，患者应按照医生的建议定期进行复诊，以确保得到最佳的治疗和管理。

（储　黎）

28. 放疗与其他治疗方式有哪些**结合方法**

作为一种局部治疗手段，放疗通常与其他治疗方式结合使用，能起到提高肿瘤局部控制率，降低远处转移率，从而提高生存率

或保留器官的功能等效果。联合治疗可以减少某些治疗方法的副作用。

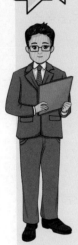

专家说 放疗与其他治疗方式结合使用有哪些协同增效作用

1. 增效作用 放疗可以与化疗或靶向治疗结合，相互增强治疗效果。不同治疗方式的机制可能不同，结合使用可以在不同层面上攻击肿瘤细胞，提高治疗成功的可能性。

2. 局部控制 放疗对于局部控制肿瘤有着独特的优势，尤其是对于那些不能完全切除的肿瘤。手术可能无法完全去除肿瘤，而放疗可以用来清除残余的肿瘤细胞，减少复发的风险。

3. 缩小肿瘤 在手术前或化疗前使用放疗可以缩小肿瘤的体积，使手术更容易实施，或者使化疗对肿瘤更有效。

4. 提高生存率 研究表明，与单一治疗方式相比，多种治疗方式结合使用可以显著提高患者的生存率和生存质量。

5. 减少转移 放疗可以帮助控制原发肿瘤，并减少肿瘤的转移风险。这对于某些类型的肿瘤尤其重要，因为它们有较高的转移倾向。

6. 减轻症状 放疗可以用来减轻肿瘤患者的症状，如疼痛、压迫症状等，与其他治疗方式结合使用可以更好地控制症状。

放疗与其他治疗手段有哪些结合方式

放疗是一种局部治疗手段，肿瘤的治疗往往需要多种手段的综合治疗。例如，放疗与手术治疗的结合，两者的结合时间不相同，包含术前、术中和术后，分别称为术前放疗、术中放疗、术后放疗。另外，放疗与全身治疗的结合更为常见，主要包括同步放化疗、新辅助化疗、辅助化疗、放疗联合免疫治疗等。

为什么要进行同步放化疗

同步放化疗是局部治疗和全身治疗的结合。放疗是局部治疗，化疗是全身治疗，化疗可以起到对放疗的增敏，而且还可以作用残留的放疗抵抗细胞。研究表明，同步放化疗可以提高有效率，提高生存率等。那么，为什么有些局部晚期非小细胞肺癌或者局限期小细胞癌患者并没有接受同步放化疗呢？这是由于联合治疗的毒副作用增加，有些患者并不能耐受，所以治疗前需要对患者的一般情况等进行充分评估。

综上所述，放疗与其他治疗方式结合使用可以实现多种治疗目标，提高治疗成功率，并提高患者的生存率和生存质量。

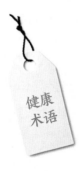

健康术语

同步放化疗

同步放化疗顾名思义是指放疗和化疗同步进行，一般应用于病灶相对局限但又无法手术的肿瘤患者，包括局部晚期非小细胞肺癌、局限期小细胞癌等。

（储　黎）

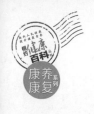

29. 放疗中及放疗后的
注意事项

注意事项 皮肤护理

放疗是肿瘤治疗的重要手段之一，与其他治疗手段相比，有其独特点。因此，放疗中及放疗后有一些特别需要关注的事项。

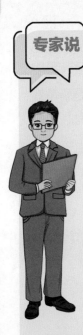

专家说

放疗不仅可能导致食欲减退、恶心、呕吐等全身副作用，还有可能导致脱皮等局部损伤。需要提前预防和及时对症处理。

1. 保持水分摄入 放疗可能导致口干、口腔溃疡等不适，因此需要增加水分摄入，保持身体水平衡。

2. 注意口腔卫生 放疗相关部位的患者可能出现口腔溃疡、干燥等问题。定期漱口、注意口腔卫生，可以减轻不适并预防感染。

3. 注意皮肤护理 放疗区域的皮肤可能出现红肿、脱皮、瘙痒等症状。轻柔地清洁和保湿放疗区域的皮肤，避免使用刺激性化妆品和肥皂。

4. 定期运动 适量的运动有助于维持身体的健康状态和免疫功能。根据医生建议，选择适合自己状况的运动方式和强度。

5. 避免暴露于阳光下 放疗后的皮肤可能更容易受到日晒的伤害，因此需要避免暴露在阳光下，尤其是在放疗后的皮肤仍在愈合时。

6. 遵循医生建议 密切关注医生的建议和治疗计划，定期复诊，并告知医生任何新出现的症状或不适。

7. 心理支持 放疗可能对患者的心理产生影响，如焦虑、抑郁等。及时寻求心理支持和帮助，与家人、朋友或心理医生进行沟通，有助于缓解心理压力。

患者放疗需要和家人分开居住吗

在绝大多数情况下，患者放疗后无须与家人分开居住。然而，有一些特殊情况下可能需要考虑短期分开居住或采取其他防护措施。

1. 抵抗力低下 治疗可能会导致患者免疫力下降，增加感染的风险。在这种情况下，特别是在治疗期间，可能需要采取额外的防护措施，如避免与患流感等感染性疾病的家人接触。

2. 家庭环境 如果患者的家庭环境可能会增加感染的风险，如家中有人患有传染性疾病或正在接受传染病治疗，医生可能会建议暂时分开居住或采取其他措施来保护患者的健康。

总的来说，大多数情况下，患者可以和家人正常生活在一起。但是，在某些特殊情况下，可能需要根据医生的建议采取额外的防护措施。重要的是，患者和家人都应该密切遵循医生的指示，以确保患者的健康和安全。

（储　黎）

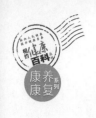

30. 放疗需要花费**多长时间**

 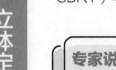
　　放疗的流程大概包括"制模—定位—勾画靶区—计划设计—计划评估—计划验证—实施放疗"这 7 个步骤，为了治疗的精准、有效，几个步骤缺一不可。每个步骤所花费的时间也因个体难易程度等而异。常规的放疗方案一般是每天 1 次，每周 5 次，共需要照射 30 次左右。立体定向放射治疗（stereotactic body radiation therapy，SBRT）与常规放疗不同，放疗次数较少，单次放疗剂量较大。

专家说 立体定向放射治疗的特点

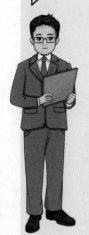

　　1. 高度定位精确性　SBRT 利用影像学技术（如 CT、MRI 等）精确定位肿瘤的位置，以确保放射线精确地照射到肿瘤上，同时把对周围正常组织的伤害降低到最小。

　　2. 高剂量的放射线　SBRT 通常在少数几次（1~5 次）治疗中提供高剂量的放射线。这种高剂量的放射线可以更有效杀死肿瘤细胞，因此，通常只需要少量治疗。

　　3. 个性化治疗计划　SBRT 的治疗计划是根据患者的具体情况制订的，包括肿瘤的大小、位置、形状等因素。这种个性化的治疗计划有助于最大限度地提高治疗效果，同时减少副作用。

4. 非侵入性治疗 与手术相比，SBRT 是一种非侵入性的治疗方法，不需要进行手术切除。这对于那些无法耐受手术或不适合手术的患者来说是一个重要的选择。

SBRT 通常用于治疗体部的原发性肿瘤和转移性肿瘤，如肺癌、肝癌、肾癌等。总的来说，SBRT 是一种高度精确、高效和非侵入性的放射治疗技术，对于一些体部肿瘤的治疗效果显著，同时最大限度地减少了对周围健康组织的损伤。

为什么不能在周末进行放疗

放疗大多安排在周一至周五，周末休息。主要是考虑到正常组织的修复和再生，降低放疗毒副作用以利于治疗的顺利进行。

1. 不同状态下的肿瘤细胞，对于放疗的敏感性不同。一般情况下，细胞在有丝分裂期对放疗最为敏感，而处在"静止期"的细胞最不敏感。肿瘤细胞与正常组织细胞相同，都具有细胞周期，在受到照射后，肿瘤组织会选择性地首先杀伤处在敏感期的细胞，而那些不敏感的细胞依然存活。在分次放疗的间歇期里，会有部分原本对放疗不敏感的肿瘤细胞进入放射敏感期，从而被杀伤。如此反复进行后，就可以达到缩小、消除肿瘤的目的。

2. 在放疗过程中，放射线不可避免地会损伤正常细胞，也会对人体的其他功能造成影响以及带来严重的不良反应，如对正常细胞同样存在杀伤性，导致免疫功能、骨髓造血功能下降等，甚至还会出现恶心、呕吐、身体乏力等不良反应。"放五休二"分次照射在考虑到杀伤肿瘤细胞的同时，也使正常细胞有时间进行修复，减轻了放疗对正常组织的损伤。

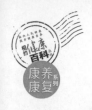

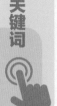

关键词

体外放疗　后装放疗

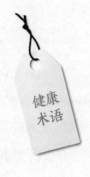

健康术语

立体定向放射治疗

立体定向放射治疗是一种高度精确的放射治疗技术，用于治疗体部的肿瘤。与传统放射治疗相比，SBRT通常涉及在较短的时间内给予高剂量的放射线，以破坏肿瘤细胞并最大限度地减少对周围正常组织的损伤。

（储　黎）

31. 放疗是**有创治疗**吗

　　放疗通常被认为是一种非侵入性的治疗方法，因为它不需要手术，将器械插入体内。放疗的过程本身并不疼痛，但有些人在治疗期间可能会感到不适或疲乏。放疗的副作用包括疲劳、皮肤受损、食欲缺乏等。有些人会在放疗过程中经历一些不适，如皮肤灼热或瘙痒。但是，这些副作用通常在治疗结束后逐渐减轻。

专家说

放射治疗之体外放疗

　　体外放疗是一种放疗方法，通过使用高能量射线来定向杀灭肿瘤组织或减缓其生长。在体外放疗中，射线是从患者身体外部产生，并通过专用的机器传递到患者的体内目标区域。

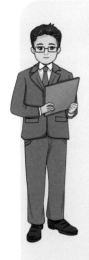

体外放疗需要由经专门训练的医疗人员来操作放疗机器。在治疗期间，患者通常会躺在治疗台上，而放疗机器会围绕患者的身体移动，以确保射线准确地照射到肿瘤组织，同时尽可能减少对周围正常组织的损伤。

体外放疗可以用于治疗多种类型的肿瘤，包括但不限于乳腺癌、前列腺癌、肺癌、脑瘤等。治疗周期和次数通常会根据肿瘤类型、大小和位置，患者的整体健康状况以及治疗的目的而有所不同。在治疗期间，医生会密切监测患者的病情，并根据需要进行调整和管理副作用。

放射治疗之后装放疗

与体外放疗不同，后装放射治疗将放射源直接放置于肿瘤内部或肿瘤附近，对肿瘤进行放射治疗。放射源直接贴近肿瘤或植入肿瘤内部，肿瘤区域剂量较高。随着离放射源距离增大，周围组织内剂量迅速降低，正常组织受照剂量更低。但后装放射治疗也有一些劣势，那就是靠近放射源的肿瘤组织剂量极高，而靶区边缘剂量快速下降。

（储　黎）

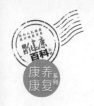

32. 放疗的**费用高**吗

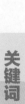

关键词

放疗费用 医疗保险

放疗的费用因多种因素而异，包括治疗的类型、持续时间以及个人的医疗保险覆盖情况。放疗通常是一个昂贵的治疗选择，但具体费用可以因地区和医疗机构而异。

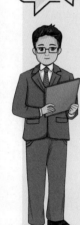

放疗的费用类型

一般来说，放疗的费用可包括以下几个方面。

1. 治疗费用　治疗费用跟放疗计划密切相关，包括照射野的设计及放疗持续时间等。治疗持续时间取决于许多因素，比如肿瘤的类型、大小和位置等。

2. 检查费用　在治疗开始之前，通常需要进行一系列的检查，以确保放疗计划的准确性。这可能包括CT、MRI 或 PET 等。

3. 药物费用　在放疗期间可能需要使用药物来管理副作用或增强治疗效果，这些药物的费用也需要考虑在内。

4. 住院费用　如果治疗期间需要住院或接受监护，那么住院费用也会增加。

5. 后续随访费用　在治疗结束后，通常需要进行定期的随访检查，以监测患者的病情。这些随访可能包括医学影像学检查、实验室检查和医生门诊挂号费用等。

放疗费用可以报销吗

放疗费用一般可以通过以下几种方式报销（包括但不限于以下方式）。

1. 医疗保险 我国的城镇职工基本医疗保险（简称"城镇职工医保"）和城乡居民基本医疗保险（简称"城乡居民医保"）覆盖了大部分城乡居民的医疗费用。放疗费用通常可以通过医保来报销一部分或全部。

2. 商业医疗保险 一些人可能会购买商业医疗保险，这些保险计划通常会覆盖放疗费用的一部分或全部。

3. 大病医疗保险 我国的大病医疗保险计划（也称"重大疾病保险"）覆盖了一些严重疾病的治疗费用，包括放疗。符合条件的患者可以通过大病医疗保险来报销一部分或全部放疗费用。

4. 医院慈善基金和社会救助 一些医院设有慈善基金或提供社会救助，用于帮助贫困患者支付医疗费用，包括放疗费用。

需要注意的是，具体的报销比例、条件和流程可能因地区和个人情况而异，建议咨询当地的医保机构、保险公司或医疗机构，以了解具体的报销流程和条件。

（储 黎）

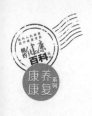

33. 放疗期间**营养**需要 **注意什么**

放疗期间的营养非常重要。良好的营养对于患者的康复和治疗效果至关重要，特别是在接受放疗等肿瘤治疗期间。

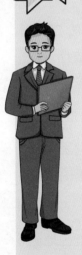

专家说 营养在放射治疗期间的重要性

1. 增强抵抗力　良好的营养有助于增强免疫系统功能，帮助身体抵抗感染和疾病。放疗会影响免疫系统的功能，因此通过营养支持可以减轻免疫系统的负担，提高其抵抗力。

2. 促进组织修复和康复　蛋白质、维生素和矿物质等营养素对于组织修复和康复至关重要。放疗可能会导致组织受损，包括皮肤、黏膜和消化道组织等，因此通过营养支持可以促进组织的修复和康复。

3. 提供能量支持　放疗期间患者可能会感到疲劳和体力不支，因此需要足够的能量支持来维持日常活动和身体功能。适当的能量摄入可以帮助缓解疲劳，提高生活质量。

4. 减轻治疗不良反应　良好的营养可以帮助减轻放疗的不良反应，如恶心、呕吐、食欲缺乏等。通过选择适宜的食物和饮食习惯，可以减轻不良反应对患者的影响。

5. 提高治疗效果 营养不良可能会影响治疗的效果和患者的生存率。良好的营养可以提高患者对治疗的耐受性，并有助于提高治疗的效果。

综上所述，放疗期间的营养支持对于患者的健康和治疗效果至关重要。因此，患者在接受放疗期间应该注意保持良好的饮食习惯，并根据个体情况进行调整和管理。

放疗期间吃些什么

1. 保持充足的水分摄入 确保每天喝足够的水。饮用水、果汁、汤或含水分丰富的食物都可以帮助补充水分。

2. 增加蛋白质摄入 蛋白质对于身体的修复和恢复至关重要。在放疗期间，增加摄入富含蛋白质的食物，如鱼、鸡肉、豆类、坚果、乳制品等。

3. 摄入新鲜水果和蔬菜 新鲜水果和蔬菜富含维生素、矿物质和抗氧化剂，有助于增强抵抗力，帮助身体抵抗治疗过程中的不良反应。可以选择色彩鲜艳、种类多样的水果和蔬菜。

4. 避免刺激性食物 避免食用过于辛辣、油腻或刺激性的食物，因为这些食物可能会刺激消化道，加重肠道不适。

5. 避免摄入酒精和咖啡因 酒精和咖啡因可能会对身体产生负面影响，包括干扰睡眠、刺激消化道等。在放疗期间最好避免或限制酒和咖啡因的摄入。

6. 分多餐少食 放疗可能会导致食欲缺乏或消化不良，因此可以选择分多餐少食的方式，帮助减轻消化负担，增加食物的吸收率。

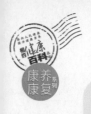

7. 根据个体情况调整饮食　不同患者可能对不同的食物和饮食习惯有不同的反应。因此，根据个人的口味和消化情况，调整饮食，选择适合自己的食物和食谱。

医院一般配备营养科，患者需与营养科医生积极沟通，根据自身情况制订营养计划，以确保在放疗期间能够获得足够的营养支持，并尽量减轻治疗的不良反应。

（储　黎）

第二章

维持性治疗康复

一

肿瘤患者
靶向治疗
期间康复

1. 为什么肿瘤患者要进行
靶向治疗

关键词

恶性肿瘤是一种严重的全身性疾病，给患者和家庭带来了巨大的负担。传统的治疗方法包括手术治疗、放疗和化疗，但这些方法并不总是有效，而且会对少部分患者的身体造成严重的副作用。近年来，靶向治疗作为一种新的治疗方法，受到了广泛关注和应用。

专家说

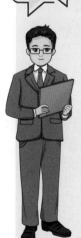

1. 靶向治疗可以减轻不适反应　靶向治疗通过选择性杀伤肿瘤细胞而非正常细胞，从根本上减少对正常组织的损害，大大减轻化疗等传统治疗方式引起的常见不适反应，如恶心、呕吐、骨髓抑制等。

2. 靶向治疗效果更好　靶向治疗可以精准地作用于肿瘤的生长驱动基因或信号通路的"薄弱环节"，从而更有效地控制和杀死肿瘤细胞。一些以往难以治愈的晚期恶性肿瘤通过靶向治疗取得了明显效果。

3. 靶向治疗更具个性化　根据不同肿瘤的生物学特征选择不同的靶点药物，实现治疗方案的个性化定制、标准化施治，从而提高治疗成功率。

总之，作为一种新型的精准治疗方式，靶向治疗相比传统治疗方式在减轻不适、提高效果和个性化等方面具有明显优势，给予肿瘤患者更大的希望。因此，进行靶向治疗对许多患者来说将是明智的选择。

肿瘤　靶向治疗

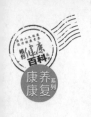

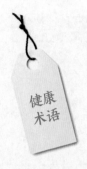

靶向治疗是指根据肿瘤细胞的生物学特点，通过选择性地干预肿瘤细胞生长和扩散途径进行治疗。不同于传统化疗方式，靶向治疗可以精准地作用于驱动肿瘤生长的关键因子，从而实现更好的治疗效果。

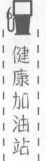

靶向治疗期间的注意事项

严格按照医嘱服药。必须按时服药，不可擅自增加或减少用药剂量。注意可能出现的不良反应，如腹泻、恶心、呕吐等，一旦出现需要及时告知医生。保持适度运动，有助于促进身体机能，缓解不适感，但运动前需要咨询医生。避免服用其他非处方药物，以免发生药物相互作用。

（汪子书　吴　骁）

2. 为什么**靶向药物**会有 **不良反应**

靶向药物是一类新型药物，其通过特异性地作用于肿瘤细胞或其他疾病相关的分子靶点，以达到治疗效果。与传统化疗相比，靶向药物通过精准作用于肿瘤细胞的分子靶点，从而减少对正常细胞的损害，不良反应也较小。但是，靶向药物并不是完全没有不良反应，这是由于其作用机制和药物特性所决定的。

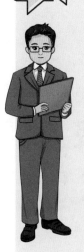

靶向药物 药物不良反应

靶向药物的作用机制是通过抑制或激活特定的分子靶点来达到治疗效果。然而，这些分子靶点不仅存在于肿瘤细胞或与疾病相关的细胞上，也可能存在于正常细胞中。因此，当靶向药物作用于这些分子靶点时，正常细胞也会受到一定影响，从而导致不良反应的发生。

靶向药物的药物特性也会导致不良反应的发生。例如，一些靶向药物可能具有较长的半衰期，即它们在体内存留的时间较长。这会增加药物与正常细胞的接触时间，增加了不良反应的发生风险。此外，靶向药物的代谢和排泄方式也可能影响其不良反应。如果药物的代谢和排泄速度较慢，药物在体内的浓度会积累，增加了不良反应的发生概率。

个体差异也是导致靶向药物不良反应发生的一个重要原因。每个人的遗传背景和生理状态都不同，这使每个人对药物的反应不同。有些人可能对某种靶向药物更敏感，容易出现不良反应，而另一些人则可能对同一药物没有明显的不良反应。因此，在使用靶向药物时，医生需要根据患者的个体情况制订个体化的用药方案，以减少不良反应的发生。

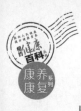

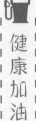

健康加油站

靶向药物的不良反应是由于其作用机制、药物特性和个体差异等因素共同作用所致。虽然靶向药物相对传统化疗药物来说不良反应较少，但仍然需要密切关注患者的身体状况，并在医生指导下合理使用这些药物，以达到更好的治疗效果。

（汪子书　吴　骁）

3. 靶向治疗后出现**皮疹**、**干燥**等**皮肤反应**怎么办

在靶向治疗过程中，有时会出现一些不良反应，比如皮肤反应。皮肤反应主要表现为皮疹、干燥感等。这些皮肤问题虽然不会直接影响治疗效果，但会给患者带来一定生理性和心理性不适。那么，如何应对这些皮肤反应呢？

 专家说

常见的皮肤反应

1. 治疗后可能会出现不同程度的皮疹，表现为皮肤肿胀或瘙痒，严重者可出现剥脱性皮肤病变等。

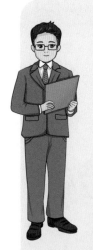

2. 皮肤干燥。长期使用靶向药物后，皮肤可能会感觉干燥、脆弱。

3. 皮肤变色。一些患者皮肤可能会变得更加苍白或泛红。

出现上述皮肤问题，可采取以下措施

每天用温和的洗面奶清洗皮肤，避免使用过于刺激的化妆品。涂上含有维生素 E 等成分的保湿霜，滋润皮肤。避光避热，出门必戴遮阳帽和防晒护肤品。如皮疹严重，可咨询医生开具适当的外用抗过敏的药膏。注重营养补充，多吃水果蔬菜等富含抗氧化成分的食物。如有发热等不适，应及时告知医生，以调整治疗方案。

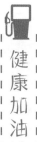

健康加油站

靶向治疗出现皮疹，主要表现为不同程度的皮肤红斑或疹子。靶向治疗引起的皮疹可以发生在全身任何部位，如手掌、脚掌、腋下、脸部等，没有一个固定的发生位置。皮疹的表现可以是红斑、丘疹、水疱或脓疱等不同形式。严重程度也不尽相同，轻微红斑到水疱型皮疹都有可能。大多数患者皮疹表现较轻微，只有轻度瘙痒感，对生活影响不大。但也有个别患者症状会比较严重。随着靶向药物使用剂量的升高，皮疹的发生概率和严重程度可能会相应增加。在紫外线照射下，皮疹的表现可能会比平时更明显，更容易发

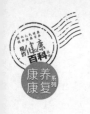

炎或水疱化。一般在靶向治疗结束后，皮疹表现会逐步消失。但有时可能会持续一段时间。

（汪子书　吴　骁）

关键词

疲劳　虚弱

4. 靶向治疗后感到**疲劳**和**虚弱**怎么办

靶向治疗是针对肿瘤细胞的特定靶点进行干预，较传统化疗更加精准和有针对性。但在治疗过程中，患者也可能会感到不同程度的疲劳和虚弱。

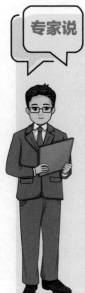

专家说

出现疲劳和虚弱的主要原因

1. 免疫力下降　靶向治疗可能会影响免疫系统的功能，降低身体对外来病原体的防御能力，更易感染，从而导致疲乏。

2. 营养吸收障碍　一些靶向药物可能会影响肠道对营养物质的吸收，导致维生素和矿物质等营养素的缺乏，无法为身体提供充足能量。

3. 肿瘤负担减轻不明显　靶向治疗起效较慢，肿瘤负担在短期内难有明显减轻，会继续消耗体能。

4. 心理压力大　长期患病给患者带来的精神压力也会通过神经系统、内分泌系统等途径影响身体机能。

5. 年龄大、病情重者体能下降　这些患者本身体力就相对较差，更难适应治疗带来的负担。

靶向治疗后感到疲劳和虚弱，可以尝试以下方法

1. 适度休息　可以睡午觉，晚上早点入睡，让身体得到充分休息。

2. 合理安排日程　避免长时间高强度活动，可以采取分段短时间的轻度锻炼，如散步。

3. 注重膳食营养　多吃一些富含维生素、蛋白质和矿物质的食物，如水果、蔬菜、肉类等，为身体补充能量。

4. 补充水分　每天保持适量水分补给，有助于排毒和新陈代谢。

5. 放松心情　通过适度阅读、听音乐等方式，放松身心。

6. 睡前适度按摩　有助于促进血液循环，提高睡眠质量。

7. 呼吸锻炼　如瑜伽呼吸法，帮助身体得到充分供氧。

如果靶向治疗持续且严重影响生活质量，可以咨询医生调整治疗计划或添加支持治疗。保持积极的心态对治疗也很重要。

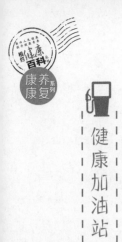

健康加油站

靶向治疗引起疲劳和虚弱的典型特点

1. 患者在治疗期间会长期感觉精力不济，缺乏活力，而不是暂时性的疲劳。轻度活动也会感到疲惫，如爬楼梯、走动等。

2. 难以长时间集中注意力，容易分心和走神。

3. 睡眠时间充足但醒来仍感觉精神不振。

4. 肌肉酸痛。尤其是腰部和四肢主要肌群会常年感到酸痛无力。

5. 情绪低落。长期疲劳可能导致抑郁、烦躁等情绪问题。

6. 免疫力下降。更易出现感冒发热等轻度感染。

7. 食欲缺乏。吃东西后很快就会感到饱胀。

8. 与治疗周期相关，通常在治疗期间最严重，停药后逐步好转。年老病重者乏力、虚弱等症状更为明显。

（汪子书　吴　骁）

5. 靶向治疗后出现**血小板减少**、**白细胞减少**或**贫血**怎么办

关键词

靶向药物的副作用也可以影响到造血系统。许多靶向药物在作用于其特定靶点的同时，也可能影响骨髓中的造血干细胞和其他造血细胞，抑制其增殖分化，导致各类血细胞生成减少。

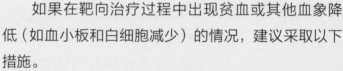

专家说

如果在靶向治疗过程中出现贫血或其他血象降低（如血小板和白细胞减少）的情况，建议采取以下措施。

1. 立即告知治疗医生 及时报告出现贫血或其他血象异常的症状。

2. 进行进一步检查 医生可能会安排血常规、骨髓检查等项目，以便了解贫血的程度和原因。

3. 调整治疗方案 医生可能会调整靶向药物的剂量、频率或换用其他药物，以减轻对造血系统的影响。

血小板减少 白细胞减少 贫血

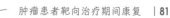

4. 根据情况给予支持治疗 如果贫血严重，医生可能会给予红细胞生成素等药物，促进红细胞新生。如果血小板和白细胞减少，也会给予相应的替代治疗。注重营养补给，多吃富含铁、叶酸、维生素等营养素的食物，有助于恢复造血功能。

5. 休息充足 避免体力消耗过大，保证睡眠质量。

6. 定期复查 长期随访可以监测血象变化，及时调整治疗方案，防止贫血等问题加重。

7. 如症状加重，及早就医 出现严重头晕、乏力等症状时不要待在家中，及时就医求助。

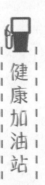

健
康
加
油
站

靶向治疗出现血小板减少、
白细胞减少或贫血的常见原因

1. 部分靶向药物可以影响血细胞生成的相关信号通路，如一些药物可能抑制促红细胞生成的信号通路，从而引起贫血；也可能影响白细胞和血小板的生成信号，导致这些细胞减少。

2. 肿瘤本身或靶向治疗可能损伤骨髓微环境。骨髓是造血的主要部位，骨髓微环境的损伤会影响造血干细胞的增殖分化，进而导致各类血细胞生成异常。

3. 某些患者本身可能存在贫血或造血功能不全的基础。在这种情况下，靶向药物的副作用更易导致明显的血象变化。

4. 药物间相互影响，联合使用多种靶向药物或化疗药物，相互之间可能存在药理学相互作用，增加副作用的风险。

总体来说，靶向药物通过影响骨髓造血或相关信号通路，最终可能导致红细胞、白细胞和血小板等各类血细胞生成不足，从而出现不同程度的血象变化。

（汪子书　吴　骁）

6. 靶向治疗后出现**高血压**、**心律失常**或**心力衰竭**怎么办

在靶向治疗过程中，存在心血管疾病风险较大的患者主要为：①年龄较大者；②有心血管疾病史者；③长期吸烟或饮酒过量者；④肥胖或糖尿病者；⑤肾功能不全或电解质异常者；⑥需要长期使用心脏毒性强的靶向药物者；⑦晚期肿瘤者。

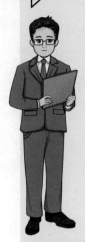

如果在靶向治疗过程中出现心血管系统疾病，建议采取以下措施。

1. 立即告知医生 出现任何心血管系统疾病都需要及时向医生报告，以便进行评估和干预。

2. 停止或调整用药 医生可能会暂时停止或调整靶向治疗药物的剂量，以减轻对心血管系统的不良影响。

3. 进行相关检查 医生可能会安排心电图、心脏彩超等检查，以便了解症状的严重程度和原因。

4. 给予心血管支持治疗 根据具体情况，医生可能会给予抗高血压药物、心脏支持药物或其他心血管系统支持治疗。

5. 调整生活方式 建议患者控制体重、适量锻炼、戒烟戒酒，有助于降低发生心血管疾病的风险。

6. 定期复查 长期随访可以监测症状变化，及时调整治疗方案。

7. 配合医嘱服药，不要擅自停药 确保按时正确使用抗高血压或心脏支持药物，以预防并发症的发生。

最重要的是及时就医，配合医生评估和调整治疗方案，有助于控制靶向治疗可能引起的心血管不良反应。

靶向治疗引起心血管系统疾病的主要特点

1. 发生时间长期性　与化疗不同，靶向治疗的心血管毒性反应可能在治疗期间或停药后较长时间内才出现。

2. 多种器官影响　靶向药物可能影响心脏、血管以及其他器官，如肾脏等，表现为多器官不良反应。

3. 症状隐蔽　初期症状可能较隐蔽，如轻度高血压或心律失常，不易被患者察觉。

4. 机制复杂　不同靶向药物的心血管毒性机制不尽相同，可能与血管内皮损伤、细胞毒性等有关。

5. 个体差异大　同一靶向药物对不同患者的心血管毒性反应程度不尽相同。

6. 易复发　停药后心血管症状可能会反复发作。

7. 严重性变异　部分患者可能发生严重心肌梗死或心力衰竭等危及生命的反应。

8. 难以预知　目前，难以事前预测个体是否易发生心血管毒性反应。

所以，在靶向治疗过程中，需要长期密切监测心血管系统变化，及早发现和处理潜在的心血管毒性反应。

（汪子书　吴　骁）

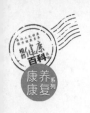

7. 靶向治疗后出现
过敏反应怎么办

靶向治疗引起过敏反应的概率相对较低，但并非不可能，少数情况下可能会出现严重的过敏反应。不同的靶向治疗药物可能导致不同类型和程度的过敏反应。一些常见的靶向治疗药物可能引起轻微的过敏反应，如皮疹、荨麻疹、发热、头痛等，而少数患者可能出现严重的过敏反应，如过敏性休克等。如果出现任何过敏症状，如皮疹、呼吸困难、喉头水肿等，应及时告知医生，并在医生指导下进行处理。

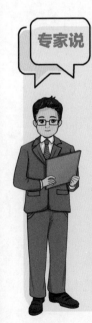

专家说

在接受靶向治疗前，患者应告知医生有关的过敏史，包括对哪些药物或物质过敏。如果患者已知对某种药物存在过敏反应，医生会选择其他更安全的治疗方案，或者采取特殊的预防措施。

在接受靶向治疗期间，患者应密切关注身体的任何变化或不适症状，并及时告知医生。医生会建议患者在治疗前服用抗过敏药物，以减轻过敏反应的风险。在接受靶向治疗期间，患者应避免接触可能引发过敏反应的物质，如花粉、宠物毛发等。

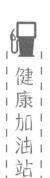

靶向治疗出现过敏反应的常见原因

药物本身的成分可能会引起过敏反应，一些辅料、赋形剂等也可能会引起过敏反应。免疫系统把药物误认为外来抗原，启动了错误的免疫应答，导致释放过量的组胺、白三烯等介质，出现了过敏反应。患者体内可能存在与药物结构相似的物质，这些物质与药物发生交叉反应，引起了过敏。药物在体内代谢过程中产生的某些代谢产物可能会引起过敏。个体遗传因素差异也可能影响药物的代谢和清除，增加过敏的风险。

（汪子书　吴　骁）

8. 为什么靶向治疗会出现**耐药**

靶向治疗出现耐药时，可能表现为以下几种情况：①肿瘤进展。即使在接受靶向治疗后肿瘤一度有所缩小或稳定，但也可能会重新增长或扩散。②药物不再有效。在一段时间内有效的靶向药物突然失效，肿瘤继续增长，这可能表明肿瘤细胞已经产生了耐药性。③复发。在停止靶向治疗一段时间后，肿瘤再次出现或继续增长，这可能意味着肿瘤对先前使用的靶向药物产生了耐药。④增加治疗副作用。耐药性可能会导致患者需要更高剂量的药物才能达到相同的治疗效果，从而增加了药物的副作用。

关键词

靶向治疗　耐药

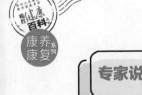

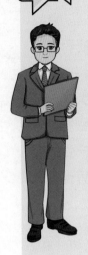

专家说

靶向治疗出现耐药的主要原因

1. 肿瘤细胞突变　肿瘤细胞在靶向药物的长期作用下，可能会发生新的突变，导致靶点结构或功能的改变，从而降低药物的结合亲和力和抑制效果，产生耐药性。

2. 肿瘤异质性　同一个肿瘤内存在不同亚群细胞，靶向药物可能只杀死部分细胞，其他细胞继续生长并导致耐药。

3. 靶点转变　肿瘤细胞可以通过转变依赖的生长信号通路来逃避靶向药物的作用，如转变至其他通路驱动生长。

4. 药物代谢和排泄　患者体内可能存在更快清除靶向药物的能力。

5. 肿瘤微环境影响　肿瘤微环境中的各种细胞和因子可以促进肿瘤细胞对药物的耐药性形成，如促进修复能力等。

6. 遗传基础　个别患者由于基因型差异，天生对某些靶向药物反应不良，更易产生耐药。

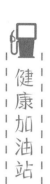
如果您接受的靶向治疗出现了耐药，可以考虑以下几种方式来调整治疗方案。

首先，与医生进行沟通，详细了解您的情况和治疗选择。医生可能会建议进行一系列检查，以确定肿瘤的状态和耐药机制。其次，医生可能会根据您的具体情况建议改变治疗方案，包括尝试其他靶向药物、化疗、免疫疗法或放疗等。如果合适，可以考虑参与临床试验，尝试新的治疗方法或新药物，这可能是一种获得新治疗机会的途径。根据肿瘤的分子特征和个体基因型，选择个体化的治疗方案。

（汪子书　吴　骁）

9. 靶向治疗会影响**生育**吗

靶向治疗是一种针对特定肿瘤的治疗方法，然而，这些药物可能会对生育产生一定影响，包括影响精子或卵子的质量和数量，从而影响生育能力。

此外，一些靶向药物也可能对胎儿产生不良影响，因此在接受靶向治疗期间，建议采取有效的避孕措施以避免怀孕。如果您正在接受靶向治疗并且有生育计划，建议在开始治疗前与医生讨论这个问题。医生可以评估您的具体情况，讨论治疗对生育的影响，并提供相关的

建议。在某些情况下，需要在治疗期间暂停药物的使用，以便安全地怀孕。总之，如果正在考虑生育并且正在接受或即将接受靶向治疗的患者，一定要与医生进行充分的讨论和咨询，以确保健康和安全，及未来生育计划的顺利实施。

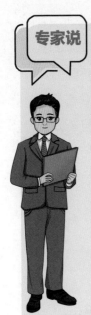

专家说

与传统的化疗和放疗等治疗方式相比，靶向治疗通常具有更高的选择性，因此对正常细胞的损伤较小。然而，靶向治疗对生育的影响因药物种类、治疗时间长短、患者性别和年龄等因素而异。

对女性生育的影响

1. 卵巢功能损伤　部分靶向治疗药物可能对女性的卵巢功能产生暂时性或永久性的损害。

2. 月经周期变化　接受靶向治疗的女性可能会经历月经周期的变化，包括月经不规律或停经。

3. 早绝经风险　部分靶向治疗可能会增加提早绝经的风险。

对男性生育的影响

1. 精子质量下降和数量减少　一些靶向药物可能会影响男性的精子生成，导致精子质量下降或精子数量减少。

2. 性功能障碍　靶向治疗可能会影响男性的性功能，包括性欲减退、勃起功能障碍等，间接影响生育能力。

总体影响

1. **个体差异**　靶向治疗对生育的影响因人而异，有些人可能完全没有影响，而有些人可能会经历明显的生育问题。

2. **临时性与永久性影响**　部分影响可能是临时性的，停药后生育能力会逐渐恢复。然而，也存在永久性损害的风险，尤其是在长期或高剂量治疗的情况下。

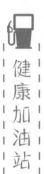

健康加油站

在开始靶向治疗前，建议患者与医生讨论潜在的生育影响，并考虑采取措施保护生育能力，如冷冻精子或卵子等辅助生殖技术。对于希望在治疗后生育的患者，了解并评估各种生育保护措施至关重要。

（汪子书　吴　骁）

10. 靶向治疗后出现**蛋白尿**怎么办

部分肿瘤患者在使用靶向药物后，发现小便泡沫增多，尿色变浑浊，非常紧张。这有可能是因为靶向治疗引起的肾脏损害，主要以蛋白尿最为多见。

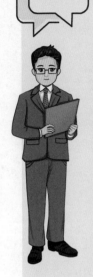

1. 使用靶向药物的患者应定期检查尿常规，动态监测血压、肾功能和蛋白尿情况。但是尿常规检查受尿液浓缩状态、饮食、留样方法、是否存在感染等因素影响，结果可能存在偏差。

2. 在最初2个月内，每2周检查1次尿常规和/或24小时尿蛋白定量，之后每4周检查1次，发生蛋白尿时要及时就医。蛋白尿一般在服药后3周左右发生，可通过暂停给药或剂量下调而缓解。同时需要改变生活习惯，制订健康膳食计划，必要时需要口服利尿剂。

3. 靶向药物中主要是抗血管生成靶向药物引起肾功能损害，可能与药物引起肾脏足细胞改变、内皮型一氧化碳合酶生成减少、血栓性微血管病肾损害等机制有关。

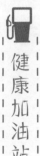

健康加油站

低盐优质低蛋白饮食

蛋白尿患者不仅需要药物治疗和调整生活习惯，合理的饮食同样至关重要，尤其需要低盐优质低蛋白饮食。蛋白尿患者的饮食要首先要低盐，即每天摄入盐的量不应该超过5g。另外，需要优质低蛋白饮食，含优质蛋白的食物主要是指鱼虾、牛奶及奶制品、瘦肉、鸡蛋等，尽量少吃植物蛋白，如豆类制品。

蛋白尿患者应忌口

1. 忌高盐食物　很多患者之所以出现蛋白尿，就是因为肾脏出了问题，而这种情况需要限制钠盐的摄入量。少吃腊肉、火腿肠、咸菜等含盐量高的食物。

2. 忌高嘌呤食物　如海鲜类、动物肝脏、肉汤类等，这些食物中的嘌呤含量都很高，如果过多食用，很容易引起尿酸升高，加重尿蛋白的进展。

3. 忌高胆固醇和高脂肪食物　大量摄入这类食物很容易影响血脂、血压的变化，从而增加各个器官的代谢负担，包括肾脏。所以尽量少吃动物内脏，油炸类、肥肉类食物，以减少蛋白尿的发生发展。

（汪子书　胡　婷）

11. 口服靶向药物需要注意哪些事项

近年来，分子靶向治疗在肿瘤治疗上的应用越来越广泛，其中口服靶向药物的出现，极大提高了肿瘤患者的生活质量，已经成为重要的治疗方法。相比于传统注射类药物，口服靶向药物具有使用方便、全身不良反应小等优势。然而，在患者居家治疗期间，如何合理使用

关键词

靶向药物　口服

口服靶向药物以充分保障治疗效果和安全性，除了需要临床医生的密切随访管理外，患者也需要关注自身服药情况。那么，口服靶向药物期间有哪些注意事项呢？

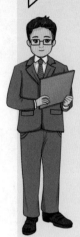

专家说

靶向药物什么时候服用

有些靶向药物是空腹服用、有些是餐后半小时服用，经过前期大量临床试验摸索出了最佳服药时间，所以必须严格按照说明书服用。同时，最好每天服用的时间基本相同。有些药物的吸收受食物影响较大，需要特别注意。如瑞戈非尼需要在低脂早餐后用水吞服；索拉非尼需要空腹或伴低脂、中脂饮食服用；索凡替尼可随低脂餐同服或空腹口服。

关于药品漏服与补服

由于靶向药物的服用频率多是每天服药，所以偶尔的一两次漏服并不会对疗效产生特别大的影响，大可不必过于担心。

不同的药品补服原则不同。有的药品副作用较大，或药品说明书中明确提示漏服后不能补服，则不要补服，以免引起不良反应。而有的药品发现漏服时间较早，如在吃药间隔时间的 1/2 内，可以按量补服，接下来仍可以按照正常间隔时间服药。如果已超过服药间隔时间的 1/2，则不必补服，只要下次按时吃药即可，不能在下一次服用时增加药量。

发现漏服应第一时间联系医生，问清是否需要补服，如何补服，切勿"凭感觉"行事，防止出现不良反应。只有按时按量服用才能达到稳定的血药浓度，发挥最佳的治疗效果。突然的增量或减量都会导致血药浓度产生波动，不但影响药效，还可能导致耐药性的提早出现，有些甚至产生严重的药物不良反应。为避免漏服，建议每天定闹钟提醒自己的服药时间，按时服用即可。

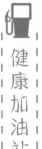

健康加油站

药品能掰开吃吗

通常情况下，大部分口服靶向药物可直接随水整片吞服，不可掰开或研碎。但也有例外情况，如吉非替尼片，当不能整片给药时（如患者只能吞咽液体），需要将片剂分散于半杯饮用水，无须压碎，搅拌至完全分散（约需 10 分钟），即刻饮下药液。对于无法整片吞咽阿美替尼片和需经鼻胃管喂饲的患者，可将药片直接溶于不含碳酸盐的饮用水中，完全分散后服用。

需要注意的是，最推荐的服药方式是用 200 毫升左右的温开水送服。在服用片剂和胶囊剂型药物时，很多人习惯只喝一口水，只要咽下去就行了，甚至有人直接干吞。这样的口服方式并不能使药物顺利进入胃里，反而会长时间停留于食管内。随着时间的推移，药物溶解，会引起药物在食管内的浓度上升，如果是刺激性药物，会对黏膜产生刺激作用，而且药物不容易被人体完全吸收，药效会大打折扣。

（汪子书　胡　婷）

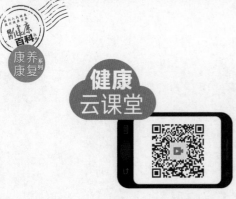

如何预防肿瘤复发

二

肿瘤患者
免疫治疗
期间康复

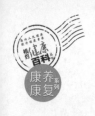

12. 为什么有的肿瘤患者
需要做免疫治疗，
而有的却不需要

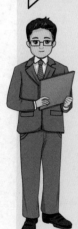

关键词

免疫治疗 适应证 获益人群

肿瘤免疫治疗是通过改善人体的免疫系统功能，重新唤醒免疫细胞来清除肿瘤细胞。免疫治疗改写了当今肿瘤治疗的整体格局，有的患者更是获得了过去难以想象的长期生存甚至临床治愈。但是，免疫治疗并非对所有患者都适用，究竟哪些患者更适合做免疫治疗呢？

肿瘤免疫治疗的适应证

目前，在肿瘤免疫治疗中以 PD-1/PD-L1 为代表的免疫检查点抑制剂在国内外先后获批了许多适应证，包括恶性黑色素瘤、非小细胞肺癌、小细胞肺癌、食管癌、胃癌、结直肠癌、肝癌、三阴性乳腺癌、头颈部肿瘤、泌尿系统肿瘤、妇科肿瘤、皮肤癌、淋巴瘤等 10 多个瘤种的患者都有机会从免疫治疗中获益。

哪些检测指标提示患者可能从肿瘤免疫治疗中有获益

1. PD-L1 表达水平 PD-L1 是一种免疫抑制分子，其高表达意味着肿瘤细胞对免疫系统的抑制作用较强。肿瘤免疫治疗通过解除这种抑制作用，使 T 细胞重新恢复对肿瘤的杀伤能力。PD-L1 高表达者的有效性和总生存期均显著优于低表达或阴性患者。所以，通常认为PD-L1 表达水平较高的患者更适合接受免疫治疗。

2. 高度微卫星不稳定性 / 错配修复基因缺陷（MSI-H/dMMR） 肿瘤错配修复缺陷导致大量新生抗原产生，刺激机体发生免疫应答。无论什么类型的肿瘤，只要存在 MSI-H/dMMR，对于免疫检查点抑制剂通常反应良好。故 MSI-H/dMMR 可以有效地预测免疫治疗的疗效。

3. 肿瘤突变负荷 在皮肤癌、黑色素瘤、肺癌等肿瘤突变负荷高的实体瘤中，肿瘤突变负荷值越高，患者从免疫治疗中获益的比例越大，使用免疫治疗的整体生存期越长。但由于存在较多检测方面的问题，目前对肿瘤突变负荷的临床意义尚有争议。

4. 其他基因突变 携带某些基因突变的患者可能更适合进行免疫治疗，但是也有些携带特定驱动基因的患者并不适合进行免疫治疗，目前仍有争议，需要征询医生专业意见。

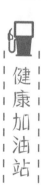

健康加油站

肿瘤免疫治疗的种类

1. 免疫检查点抑制剂，如 PD-1 单抗、PD-L1 单抗、CTLA-4 单抗等。

2. 免疫细胞输注疗法，如 CAR-T 细胞、TCR-T 细胞、DC/CIK 细胞等。

3. 肿瘤疫苗。

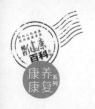

4. 细胞因子治疗。

5. 免疫增强剂等。

其中本节重点关注免疫检查点抑制剂。

(褚 倩 沈 倩)

免疫治疗，你了解吗

13. 为什么免疫治疗起效较慢

　　肿瘤患者接受免疫治疗后进行复查，许多患者发现免疫治疗已经用药两个周期了，为什么肿瘤还是没有明显变化，是不是免疫治疗的效果不好，到底应该怎么判断治疗是否起效了？

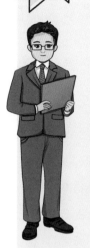

免疫治疗的效果如何评估

肿瘤疗效评估可以简单分为几种：一种是肿瘤缩小，其中完全缓解（complete remission，CR）在晚期肿瘤中不太容易实现，而部分缓解（partial response，PR）也就是肿瘤缩小30%以上，这是我们认为比较好的一种结果。另外一种结果就是稳定（stable disease，SD），指的是肿瘤增大或者缩小的范围在允许范围内，这种结果实际上也算有效。当然最不好的就是用药以后肿瘤持续增大，而且增大超过一定范围（progressive disease，PD），出现这种情况才能确实评估这种治疗方式是无效的。

免疫治疗效果评估的特点

免疫治疗的方法有很多种，包括免疫检查点抑制剂、细胞免疫治疗、肿瘤疫苗等。其中，免疫检查点抑制剂是当前免疫治疗领域的研究热点之一，其作用机制是抑制肿瘤细胞表面的PD-L1与T细胞表面的PD-1的结合，从而恢复T细胞的活性，增强其杀伤肿瘤细胞的能力。

免疫治疗起效较慢的原因主要是因为免疫系统的反应速度较慢。免疫治疗通过激活自身免疫功能攻击肿瘤细胞，这个过程需要一定时间来调动机体免疫细胞，激活机体T细胞，使T细胞可以监视并杀死肿瘤细胞。相比于传统的化疗和放疗等治疗方式，免疫治疗需要更多的时间来发挥作用，因此需要一定的治疗周期和持续的监测。免疫治疗一般进行2~3个月后才能看到效果。

在免疫治疗过程中，效果评估跟其他治疗略有不同，肿瘤有可能先变大，然后再变小。对于"先大后小"，实际上治疗也是有效的，但如果肿瘤持续增大，就是一种无效的反应。

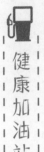

健康加油站

免疫治疗机制

免疫治疗主要通过重启患者的免疫系统，增加免疫细胞的杀伤肿瘤的能力，从而达到抗肿瘤的作用。具体来说，免疫治疗通过激活或增强患者自身免疫系统来识别和攻击肿瘤细胞，从而控制或消灭肿瘤。

（褚　倩　沈　倩）

14. 为什么免疫治疗后肿瘤还会增大

肿瘤患者在接受抗肿瘤治疗过程中，经常需要通过影像学检查对肿瘤的疗效进行评估。有的患者会遇到使用免疫治疗后复查发现肿瘤增大的情况，患者和家属担心肿瘤变大了是不是治疗效果不好，要不要更换治疗方案？

专家说

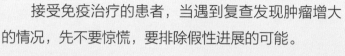

关键词

假性进展 免疫浸润

接受免疫治疗的患者，当遇到复查发现肿瘤增大的情况，先不要惊慌，要排除假性进展的可能。

为什么会出现假性进展

假性进展的发生可能与免疫浸润有关，即大量的免疫细胞浸润到病灶中，导致肿瘤看起来"变肿"。这种现象可能是由于肿瘤细胞死亡后释放的抗原吸引免疫细胞，或者病灶微血管破裂、细胞积液以及坏死的肿瘤细胞堆积所引起。由于实质性的肿瘤并没有增大，所以过一段时间后再次评估会发现肿瘤变小甚至消失。

假性进展并不一定是真的疾病进展，对患者来说可能反而是好消息，这时候不应该着急停药或者改变治疗方案。不同肿瘤发生假性进展的比例不尽相同，总体来说为 2%~11%，黑色素瘤相比其他瘤种发生率略高。

如何鉴别假性进展

鉴别肿瘤免疫治疗的假性进展和真正进展是一个复杂的过程，需要综合考虑多个因素，以下是一些有助于鉴别的方法。

1. 观察肿瘤变化 在免疫治疗过程中，需要定期进行影像学检查，观察肿瘤的变化。如果发现肿瘤增大，需要进一步评估是否为假性进展或真性进展。一般来说，假性进展的肿瘤在一段时间后会表现出缩小的趋势，而真性进展的肿瘤则会持续增大。

2. 结合其他检查结果　除了影像学检查外，还可以结合其他检查结果，如血液肿瘤标志物水平等，来辅助鉴别假性进展和真性进展。

3. 考虑患者的一般情况　患者的一般情况也是鉴别假性进展和真性进展的重要因素。如果患者在治疗过程中出现明显的症状改善，如疼痛减轻、食欲增加等，可能提示为假性进展。如果症状恶化，则可能提示为真性进展。

需要注意的是，免疫治疗是一个相对较新的领域，对于假性进展和真性进展的鉴别还需要更多的临床经验和研究。因此，在免疫治疗过程中，患者应积极与医生沟通，定期进行检查和评估，以便及时发现和处理异常情况。

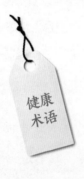

假性进展

假性进展是指在使用免疫治疗后，最初观察到肿瘤变大或有新病灶出现，但坚持治疗后发现肿瘤变小甚至消失的现象。这并不是真正的疾病进展，而是免疫治疗后的一种正常反应。

（褚　倩　沈　倩）

15. 为什么**免疫治疗**控制住了肿瘤，却还需要**继续使用**

免疫治疗是一种通过激活人体免疫系统来攻击肿瘤细胞的治疗方法。当免疫治疗控制住了肿瘤，患者可能会产生一种错觉，认为治疗已经成功了，可以停用免疫治疗药物了。但实际上，即使肿瘤得到了控制，也需要继续使用免疫治疗。

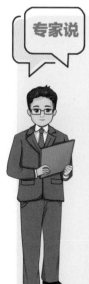

专家说

肿瘤免疫治疗是通过重新启动并维持肿瘤—免疫循环，恢复机体正常的抗肿瘤免疫反应，从而控制与清除肿瘤的一种治疗方法。

免疫治疗需要长期使用的机制

1. 免疫系统激活需要时间 免疫治疗需要长期使用的原因主要是因为免疫治疗的作用机制是通过激活患者自身免疫系统来攻击肿瘤细胞，这个过程需要一定的时间来调动机体免疫细胞，并且需要持续的监测和调整治疗方案。

2. 肿瘤存在免疫逃逸机制 肿瘤的免疫逃逸机制是指肿瘤细胞通过多种机制逃避机体免疫系统的识别和攻击，从而得以在体内生存和增殖的现象。肿瘤细

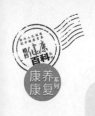

胞的变异性和免疫逃逸机制可能导致免疫治疗的疗效不持久，需要持续监测和调整治疗方案。

控制住了肿瘤却还需要继续使用的原因

1. 免疫治疗需要维持一定的疗程和剂量才能发挥最佳的治疗效果。如果过早停用，可能会导致肿瘤复发或进展。

2. 免疫治疗不仅能控制肿瘤，还能增强免疫系统对肿瘤的识别和攻击能力。即使肿瘤得到了控制，免疫系统仍需要继续发挥作用，以防止肿瘤细胞的复发和转移。

3. 免疫治疗还具有长期预防肿瘤复发的效果。即使在治疗期间肿瘤得到了完全缓解，也需要继续使用来维持这种缓解状态，并预防肿瘤的复发和转移。

4. 针对不同病情，免疫治疗的时间并不相同，通常需要持续 1~2 年，具体请遵医嘱。

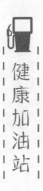

健康加油站

免疫治疗长期使用的注意事项

1. 监测免疫相关不良反应。

2. 保持规律的生活方式，均衡饮食。

3. 避免感染。

4. 定期随访，及时发现和处理不良反应，确保治疗的安全性和有效性。

5. 注意药物相互作用，患者需要告知医生正在使用的其他药物，避免出现不必要的药物相互作用。

（褚 倩 沈 倩）

16. 为什么免疫治疗后会出现
皮肤瘙痒、皮疹

患者在接受免疫治疗之后可能会出现皮肤瘙痒以及皮疹等不适症状，严重的甚至出现红肿、脱皮等，影响患者的正常生活。出现这种情况常见的原因是免疫治疗的皮肤不良反应。

专家说

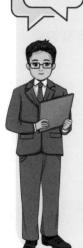

免疫治疗是通过激活患者自身免疫系统来攻击肿瘤细胞，在这个过程中可能会产生一些不良反应，其中常见的不良反应之一就是皮肤毒性。

皮肤毒性可能会导致皮疹、瘙痒、红肿等症状，发生率为 30%~40%，多发生于治疗开始后的 3.6 周。此外，免疫治疗之后出现皮肤瘙痒、皮疹还可能与过敏、皮炎等皮肤病有关。如果患者本身存在过敏体质或者患有皮炎等疾病，接受免疫治疗后可能会出现皮肤瘙痒、皮疹的症状。

免疫性皮炎的治疗方法

对于免疫治疗之后出现皮肤瘙痒、皮疹的情况，患者应积极与医生进行沟通，遵循治疗方案，同时注意保持皮肤的清洁和湿润，避免使用刺激性的化妆品和护肤品。如果症状严重或持续不减轻，应及时就医并接受相应的治疗。

通常而言，对于免疫性皮炎的治疗，轻中度的皮疹（皮疹范围小于全身 30% 皮肤区域）可以使用外用糖皮质激素乳膏治疗，如伴随有明显的瘙痒，可以使用口服抗组胺药物，加强止痒治疗。重度的皮疹（皮疹范围超过全身 30% 皮肤区域）需要停用免疫治疗，并口服糖皮质激素治疗。大疱性皮炎发生率低，但通常较为严重，需要立即停止免疫治疗，给予静脉滴注糖皮质激素治疗，综合评估、密切监护，维持水电解质平衡。

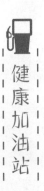

健康加油站

日常预防及护理要点

1. 注意个人卫生，保持皮肤清洁。清洁皮肤时使用无刺激性的皂液、浴液，水温不宜过高。

2. 穿着宽松柔软的衣服，尽量选择纯棉衣物，不要穿着化纤或布料较硬的衣物，以防摩擦皮肤。

3. 适量使用润肤霜。

4. 勤剪指甲，以免指甲过长抓破皮肤，瘙痒时避免用手搔抓皮肤，可轻拍局部，缓解不适。

5. 外出时避免阳光直射，做好防晒措施，如戴遮阳帽、打遮阳伞、涂抹防晒用品。

6. 饮食清淡，营养均衡，忌食生冷、辛辣、刺激性食物。

7. 注意休息，避免劳累，睡觉时保持空气通畅，避免出汗过多。

（褚　倩　沈　倩）

17. 为什么免疫治疗后会出现
腹泻、腹痛

患者在使用免疫治疗后，机体免疫系统对肠道黏膜发生免疫应答，导致肠道黏膜损伤，引发腹泻、腹痛、体重减轻等症状。这种免疫性肠炎在接受 PD-1 免疫治疗的患者中较为常见，但具体的发病机制仍不完全清楚。

专家说

PD-1 抑制剂作为一种免疫调节剂，通过激活体内的免疫系统来攻击肿瘤细胞。然而，在某些情况下，这种激活的免疫反应可能过度，导致对正常组织产生不良反应，肠道就是其中之一。免疫性肠炎的发生可

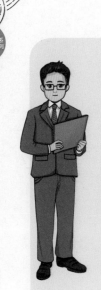

能与肠道黏膜的免疫应答过度有关，导致肠道炎症和损伤。

常见胃肠道不良反应

1. 腹泻　如果患者每日腹泻大于 4 次，或大便出现黏液、带血情况，请尽快联系医生。

2. 腹痛　如果患者在治疗过程中突然出现剧烈腹痛、绞痛或胀痛等不适，建议尽早就诊。

3. 吞咽困难　如果在治疗过程中患者出现吞咽困难或进食后疼痛等不适，也应及时联系医生。

胃肠道不良反应的处理

对于免疫性肠炎的治疗，首先停止使用 PD-1 抑制剂，并给予适当的抗炎和免疫抑制治疗。在医生的指导下，患者可以使用甲泼尼龙片、硫唑嘌呤片等药物来控制炎症和免疫反应。如果症状严重或持续时间较长，可能需要通过手术来治疗。

患者在接受 PD-1 免疫治疗期间，需要注意保持饮食卫生，避免食用过期、变质的食物，以免加重肠道负担。同时，保持情绪稳定，避免过度紧张和焦虑也有助于病情的恢复。应积极采纳医生的治疗建议，并保持良好的生活方式和饮食习惯。

日常预防及护理要点

1. 注意观察监测饮食及排便情况。

2. 少吃高纤维、高脂肪食物，不吃生食，尽量进食易消化的食物。

3. 少喝或尽量不喝酒和咖啡，同时控制糖分的摄入。

4. 注意保持肛周皮肤的清洁和干燥，每次便后用温水清洗肛周，并使用柔软的纸巾进行清洁，避免肛周皮肤受损。

（褚 倩 沈 倩）

18. 为什么免疫治疗后会出现

咳嗽、气促

肿瘤患者在接受免疫治疗期间，如出现咳嗽、气促、胸痛等不适症状，甚至呼吸困难。出现以上症状一定不能轻视，这些可能是免疫性肺炎的表现。

关键词

肺部毒性　免疫性肺炎

二　肿瘤患者免疫治疗期间康复　| 111

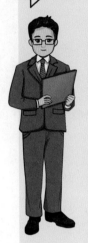

免疫性肺炎的常见症状

肿瘤患者在进行免疫治疗时，由于免疫系统被激活，可能会出现免疫性肺炎。治疗后如果出现以下症状，应及时就医，以便及时诊断和治疗。

呼吸困难、咳嗽、发热或胸痛等，严重的患者可能出现病情急剧恶化，表现出缺氧甚至呼吸衰竭。当然也有一部分患者没有任何症状，仅有影像学的异常。

免疫性肺炎的机制

免疫性肺炎的发生与免疫治疗药物的作用机制有关，免疫治疗药物可以激活免疫系统，帮助身体识别和攻击肿瘤细胞。但是，有时免疫系统可能会误伤正常的肺部组织，导致免疫性肺炎的发生。

出现了免疫性肺炎怎么办

肿瘤患者在进行免疫治疗时，应密切关注自己的身体状况，如出现了免疫性肺炎的症状，应该及时就医。医生会根据患者的症状和相关检查结果，如肺部 X 线片、CT 等，以及患者的肿瘤治疗史，进行诊断和治疗。

一般来说，免疫性肺炎的治疗包括药物治疗和一般治疗。药物治疗主要是使用免疫抑制剂、抗生素等，以控制炎症和改善症状。一般治疗包括注意休息、遵医嘱治疗、保持良好的生活方式和饮食习惯等。

此外，在开始免疫治疗前，应与医生详细讨论自己既往是否存在肺部相关病史，了解可能出现的不良反应和应对方法，以获得最佳的治疗效果，并确保安全性。

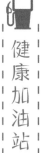

日常预防及护理要点

1. 既往有哮喘、慢性阻塞性肺疾病或其他有心肺基础疾病的老年患者应当特别注意监测免疫性肺炎的发生。

2. 保持室内空气清新。

3. 尽量避免吸烟，远离二手烟。

4. 适当增加饮水量，保持喉咙湿润。

5. 避免接触刺激喉咙的物质。

（褚 倩 沈 倩）

19. 为什么必须重视免疫治疗期间出现的**胸痛**、**心悸**

肿瘤患者在免疫治疗期间，如果突然出现胸痛、心悸，是不是在家休息一下就可以了？答案是否定的。

接受免疫治疗的肿瘤患者，一旦出现胸闷、胸痛、心悸、出汗、呼吸困难，或者感到乏力、活动力下降、踝部水肿，千万不要认为在家休息一下就可以了，应该立即向医护人员报告并就诊。

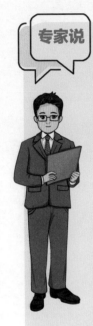

专家说

在所有的免疫治疗相关毒性中，心血管毒性应引起高度的重视，早期识别和干预对于免疫性心肌炎具有重要的临床意义。免疫性心肌炎是一种免疫系统对自身心肌发起攻击的病症，可能导致心脏功能受损。

肿瘤患者在接受免疫治疗时，需要注意免疫性心肌炎的发生。若治疗过程中患者出现心悸、气短、乏力、胸痛等不适症状，应及时就医。医生会根据患者的具体情况进行心电图、超声心动图等检查，确诊后可采用免疫抑制剂等药物治疗。此外，肿瘤患者在接受免疫治疗期间，应注意维持良好的生活习惯和心理状态，以降低免疫性心肌炎的发生风险。

强烈建议肿瘤患者在治疗过程中，听从医生的建议，遵循医嘱，定期复查，以便及时发现和处理可能出现的并发症。同时，保持积极的心态，与医生共同抗击病魔。

免疫性心肌炎的早期识别和处理

1. 免疫治疗期间需要按照医生规定，定期进行心电图检查和心脏相关血液治疗（如心肌酶谱等），以便监测并早期发现心脏不良反应的前兆。

2. 心脏不良反应必须尽早入院治疗。

3. 需要联合心内科及其他专科专家会诊。

4. 对于明确出现免疫性心肌炎的患者，应遵医嘱及时足量使用激素或其他免疫抑制药物。

健康加油站

日常预防及护理要点

1. 健康饮食　保持均衡的饮食，摄入足够的营养，避免过度摄入含糖分、盐分和饱和脂肪的食物。

2. 适度运动　适度的有氧运动可以帮助增强心脏功能。

3. 控制压力　保持乐观的心态，避免长期的精神压力，学会有效地应对压力，如通过冥想、瑜伽、深呼吸等方式放松身心。

4. 定期检查　定期进行心电图、心脏超声等检查，有助于早期发现免疫性心肌炎的迹象。

5. 避免感染　注意个人卫生，保持室内空气流通，避免与感染源接触，有助于降低感染风险。

6. 遵循治疗方案　一旦被诊断为免疫性心肌炎，应遵循医生的治疗方案。

（褚　倩　沈　倩）

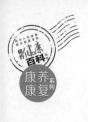

20. 为什么免疫治疗后会出现
关节疼痛

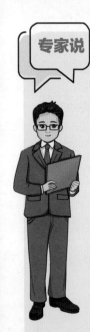

关节毒性　骨关节炎　肌炎

肿瘤患者在免疫治疗期间，突然出现肌肉或关节的疼痛、肿胀、红斑等，严重患者甚至出现关节僵硬、活动不灵活、行走困难等情况，该怎么办？

专家说

免疫治疗引起免疫细胞、细胞因子、炎症因子等改变，可能会引起关节滑膜损伤，导致骨关节疼痛。免疫治疗相关关节痛多见于骨关节、肌肉类风湿样改变，如关节炎、肌炎等。关节痛通常是免疫相关炎症性关节炎的临床表现之一。

对于免疫相关骨关节疼痛的治疗，如果症状只是轻度，以常规对症治疗改善症状为主。如果症状较重或持续时间较长，甚至已经影响到关节运动功能时，需要到骨科等专科就诊，必要时做关节镜等检查，明确诊断后进行进一步的诊治。

骨转移的患者由于疾病自身原因，也可能导致疼痛症状的发生。对于存在骨转移的患者，建议常规使用双磷酸盐或地舒单抗等骨保护剂，并充分补充钙剂，以减少骨相关事件的发生。

日常预防及护理要点

1. 活动前做好热身，活动时注意保护好关节，防止跌倒。

2. 起床或久坐站立，体位变化时，动作要缓慢。

3. 康复锻炼要循序渐进，可以选择中低强度的有氧运动，如游泳、散步、太极、瑜伽等，尽量不做激烈运动。

4. 运动时如患者出现明显不适，应立即停止，并及时告知医护人员。

（褚 倩 沈 倩）

21. 为什么免疫治疗后患者**容易发脾气**，或者**感到疲乏、无力**，休息后缓解也不明显

肿瘤患者在免疫治疗期间，部分肿瘤患者可能出现怕热、焦躁、食欲亢进、体重减轻的情况，但是也会有部分患者恰恰相反，出现怕

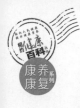

冷、嗜睡、疲乏、体重增加等截然不同的情况，这些可能与免疫治疗的内分泌相关不良反应有关。

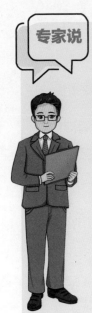

专家说

　　肿瘤患者在进行免疫治疗后，可能会面临内分泌系统毒性反应。这种反应会影响身体的内分泌系统，如甲状腺、肾上腺、垂体、胰腺功能等。临床表现上以轻、中度的甲状腺功能亢进症（简称"甲亢"）、甲状腺功能减退症（简称"甲减"）较为常见。除此之外，还可能出现免疫性垂体炎或血糖异常等内分泌相关不良反应。

　　1. 甲亢　怕热、多汗、心悸、性情急躁、食欲亢进等。

　　2. 甲减　怕冷、嗜睡、水肿、体重增加等。

　　3. 垂体炎　疲乏、头疼、口渴、尿量异常增多等。

　　4. 血糖异常　多饮、多尿、多食、消瘦等。

免疫治疗后内分泌系统毒性反应的早期识别和处理

　　1. 定期监测甲状腺激素、促肾上腺皮质激素、血糖等指标，密切随访。

　　2. 当检查结果异常或感觉不适时，及时告知医护人员，必要时到医院就诊。

日常预防及护理要点

1. 定期检查　在接受免疫治疗期间，患者需要定期进行内分泌系统的检查，如甲状腺功能、血糖水平、肾上腺功能等。这些检查可以帮助医生及时发现潜在的问题，并采取相应的措施进行治疗。

2. 健康饮食　保持健康的饮食习惯对于预防内分泌系统毒性反应非常重要。患者应该摄入足够的营养物质，避免过度摄入糖分、盐分和脂肪，以免加重内分泌系统的负担。

3. 控制情绪　情绪波动可能会影响内分泌系统的稳定，患者应尽量保持心情平静，避免过度焦虑、抑郁等不良情绪的影响。

4. 适度运动　运动可以帮助调节内分泌系统，患者可以根据自己的身体状况选择适合的运动方式，如散步、瑜伽、太极等。

5. 遵循医嘱　患者应该严格按照医生的指示进行治疗和护理，包括按时服药、定期回诊复查等。如果有任何不适症状，应该及时向医生报告。

（褚　倩　沈　倩）

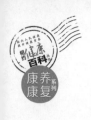

22. 为什么免疫治疗**输液**需要**留院观察**一段时间再离院

关键词

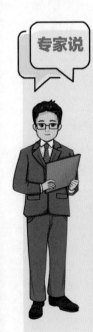

输液反应 免疫风暴

现在许多患者都是在门诊或日间病房接受免疫治疗，很多患者希望免疫治疗输液结束后立即离院，但通常医护人员会告知，输液结束后最好观察 1~2 小时后再离开医院，这是为什么呢？还有的患者会有疑问，如果患者在输液过程中出现了输液反应，是不是以后就再也不能继续使用免疫治疗了？

专家说

免疫治疗是一种新型的治疗方式，通过增强人体自身的免疫系统来攻击肿瘤细胞。免疫系统在攻击肿瘤细胞的同时，也可能攻击正常的健康组织，严重的可能还会导致所谓的"免疫风暴"。

但患者也不用太过担心，大部分患者在免疫治疗输液过程中出现的输液反应是轻微的，而且多发生在首次输液期间，可能的症状包括发热、皮肤瘙痒、喘息、呼吸困难、低血压、胸部不适、心跳加速、皮疹等。因此，在接受免疫治疗后，患者需要留院观察一段时间，以确保没有不良反应发生。

留院观察的目的是监测患者的反应，以便及时发现并处理任何不良反应。医生会密切关注患者的生命体征、症状和实验室检查结果，以确保患者的安全。

如果发现任何问题，医生可以立即采取措施进行治疗，例如使用药物来抑制免疫反应或提供必要的医疗支持。

因此，为了确保患者的安全和治疗效果，免疫治疗输液后需要留院观察一段时间。如果患者没有出现任何不良反应，并且医生认为可以安全离院，那么患者就可以离开医院了。但是，患者在离院后仍需要继续监测身体状况，以便及时发现并处理任何潜在问题。

曾经出现过输液反应是不是以后就不能继续使用了

如果患者在之前免疫治疗的输液中出现了不良反应，并不意味着以后不能继续使用。在下次治疗前，患者可以向医生说明之前的不良反应情况，以便其更好地评估和预防输液反应的发生。

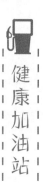

健康加油站

日常预防及护理要点

1. 首次输注免疫治疗药物需要家属陪护。

2. 输液过程中患者及家属不可以自行调整滴速。

3. 出现输液反应时应第一时间向医护人员反馈，在医护人员的操作下减慢输液速度或暂停输液。

4. 输液结束后应再观察 1~2 小时，没有任何不适后再离开医院。

（褚　倩　沈　倩）

三

肿瘤患者
细胞治疗
期间康复

23. 为什么肿瘤患者要进行
细胞治疗

关键词

近年来，在众多肿瘤治疗方法中，大家会越来越多地听到"细胞治疗"。很多肿瘤患者对这个新名词很好奇，都想知道这是一种什么疗法，会不会很复杂？自己能使用吗？其实细胞治疗虽然很新，但并不神秘，有着一套治疗肿瘤的原理。

专家说

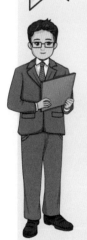

细胞治疗是一种新兴的治疗手段，基本原理涉及患者的免疫系统，通过回输患者特殊免疫细胞或是回输基因工程改造后的免疫细胞，达到抗肿瘤的目的。先从患者的体内提取免疫细胞，所提取的免疫细胞会在实验室中被改造为具有抗肿瘤作用的免疫细胞，然后被重新注入患者体内。一旦这些免疫细胞进入患者体内，就能够主动寻找并摧毁肿瘤细胞，从而达到治疗的效果。

相比于传统的放疗和化疗，这种个性化的方法有助于提高治疗的效果，并减少对正常组织的损伤。作为一种个体化、精准，并且不断创新的治疗方式，肿瘤细胞治疗为一些肿瘤患者带来了新的希望。常见的肿瘤细胞治疗有 TIL 细胞治疗，CAR-T 细胞治疗等。

细胞治疗 免疫系统

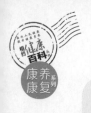

不是所有肿瘤患者都能接受肿瘤细胞免疫治疗。

目前，在多数情况下，肿瘤细胞治疗多用于标准治疗后进展的晚期或复发肿瘤患者。患者整体健康状况至关重要，有器官功能障碍、严重感染的患者可能不适合接受此治疗。由于肿瘤细胞治疗依赖于患者的免疫系统有效地识别和摧毁肿瘤细胞，免疫功能受损的患者可能不适合接受此治疗。

随着细胞治疗技术的发展和进步，适应证标准可能会发生变化，决定是否接受肿瘤细胞治疗应根据患者的具体情况，由专业医生进行判断。

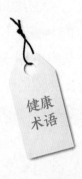

免疫系统

免疫系统是防卫病原体入侵最有效的武器，它能发现并清除异物、外来病原微生物等引起内环境波动的因素。但若免疫功能亢进，也会对自身器官或组织造成伤害。

（王永生　易煜尧）

24. 为什么细胞治疗要求 洁净环境和**良好的** 个人卫生习惯

众所周知，"良好的个人卫生习惯"和"洁净的生活环境"是身体健康的重要条件之一，如果不注意个人卫生和生活环境，人体可能会出现感染。那么，为什么肿瘤细胞治疗更加强调以上的两点呢？

为什么细胞治疗容易感染

1. 在进行细胞治疗前通常会进行"治疗前处理"，这些处理包括化疗等手段，通过移除或抑制体内免疫细胞，为注入的免疫细胞"腾出空间"。由于这种方式暂时减少了免疫细胞的数量，可能会抑制患者的免疫系统，从而使患者更容易受到感染。

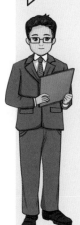

2. 输注的免疫细胞在杀灭肿瘤的过程中会分泌大量细胞因子，引起全身性炎症反应。全身性炎症反应可能会削弱免疫系统对抗感染的能力。

3. 在细胞治疗全程可出现的不良反应中，中性粒细胞减少较为常见。而中性粒细胞对于抵抗细菌和真菌感染至关重要，其数量长时间减少也可能增加感染的风险。

怎样保持良好的卫生习惯和居住环境

1. 住院期间 细胞治疗的患者在住院期间要注意手卫生，勤洗手或手消毒。应注意佩戴口罩。如果有感染的风险出现，需要及时告知医护人员。

2. 饮食卫生 ①尽量不吃未煮熟的食物，如刺身、沙拉等。吃生瓜果时需要洗净。②不吃腐败变质的食物，隔夜的食物尽量不吃。③不吃细菌、真菌发酵的食物，如豆腐乳等。④饭前便后勤洗手。

3. 呼吸道卫生 ①出门戴口罩。②尽量少去人多的环境。③避免抠鼻子损伤鼻黏膜。

4. 居住环境及其他卫生 尽量保持居住环境有日照、通风。冬天注意保暖。接触皮肤及黏膜的衣物要勤换洗。

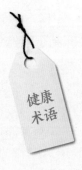

感染是指病原体（如细菌、真菌、病毒等）侵入人体，并在体内（包括胃肠道）繁殖的病理现象。感染后可引起组织损伤，导致不同的临床现象。

（王永生　易煜尧）

25. 细胞治疗期间**发热**怎么办

发热是肿瘤细胞治疗中最常见的副作用，特别是在注射改造后的免疫细胞（如 CAR-T 细胞）后。这种发热通常是改造后免疫细胞和人体免疫系统的激活所致。输注后的免疫细胞被激活时，释放大量细胞因子进入血液中，引起细胞因子释放综合征。发热是细胞因子释放综合征早期症状之一，因此在细胞输注期间和输注之后监测体温至关重要。

关键词

发热时医护人员会做什么处理

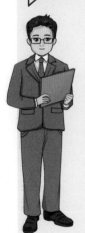

1. 医护人员会在细胞治疗前对患者进行健康教育，让其了解细胞治疗的潜在不良反应，包括发热。

2. 医护人员会在细胞治疗期间密切监测患者是否出现发热，患者应及时报告体温升高的情况。

3. 在评估患者生命体征并进行血液等相关检测后，医护人员会根据发热的严重程度和其他症状采取支持性措施来缓解症状，包括补液、使用镇痛和降温药物等。

4. 如果考虑发热的原因不是由注射免疫细胞引起的，医护人员会采取其他措施，包括但不限于采血、CT、超声等检查，以寻找发热原因，有利于后续的治疗处理。

发热 感染 细胞因子

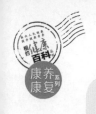

发热期间患者需要做什么

1. 发热可能是感染的迹象。通常感染会伴随其他相关症状，如在肺部感染时可能会出现咳嗽、咳痰等症状，消化道感染时可能出现腹痛、腹泻等症状。因此，在肿瘤细胞治疗期间，患者需要向医护人员反馈除了发热以外的任何不适症状，以帮助医生对患者的病情做出更准确的判断。

2. 发热时患者可能会出现头晕、心跳加快等症状，也会因汗液蒸发而丢失水分。因此，患者需要在发热时尽量卧床休息，并遵循医生建议适当补充水分。

3. 发热前可能会有畏寒、寒战等伴随症状，若出现后需要及时反馈给医护人员，不要紧张及恐惧，以免加重症状。

在细胞治疗期间，处理发热的方法可能因治疗的具体类型、患者的整体健康状况以及是否存在基础病症而有所不同。患者应始终遵循医护人员的指导，并及时反馈任何疑虑或症状，以帮助医生做出正确的判断和治疗。

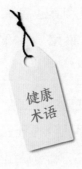

细胞因子

细胞因子是指机体的免疫细胞和非免疫细胞合成和分泌小分子的多肽类因子，它们能调节多种细胞生理功能。

（王永生　易煜尧）

26. 肿瘤细胞治疗期间
水肿怎么办

在肿瘤细胞治疗过程中，患者可能会出现的一个较为常见的副作用——水肿。水肿的表现是什么，是什么原因引起的，水肿后应该怎么办呢？

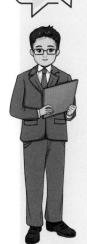

水肿的症状部位

1. 肿胀　在手部、脚踝或腿部等多个肢体部位有明显的肿胀。

2. 体重增加　骤然而又无法解释的体重增加。

3. 皮肤感觉异常　在受水肿影响的区域，会感到皮肤紧绷或不适。皮肤可能显得紧绷和有光泽。

4. 水肿通常出现的部位　与心力衰竭引起的水肿出现在身体下垂部位不同，肿瘤细胞治疗引起的水肿通常出现在全身多器官，并不局限于双下肢水肿。如果水肿出现在重要脏器，会出现较为严重的症状。如出现了肺水肿或者胸腔积液，患者会有呼吸困难、血氧饱和度下降等症状。

引起水肿的原因

免疫细胞分泌大量的细胞因子会引起全身的炎症反应，炎症反应会导致血管通透性增加和液体泄漏。严重的时候还会表现为毛细血管渗漏综合征。

给患者的建议

1. 与医护人员沟通　及时向医护人员反馈任何水肿的迹象。如果出现严重或突然发作的水肿、呼吸困难或胸痛，请立即告知医生。

2. 水分摄入　保持医护人员建议的水分摄入量，不能因口渴任意补充水分。

3. 抬高肢体　抬高肿胀的肢体有助于减轻四肢肿胀。但需要在医生的指导下进行，以免出现其他不良反应，如心脏负荷过大等。

4. 定期随访　定期进行随访，以密切监测并调整治疗计划。

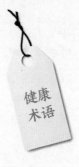

健康术语

水肿

水肿是由于体内多余液体在组织或组织间隙中积聚，通常是液体从血管渗漏并积聚在周围组织中所导致。

毛细血管渗漏综合征

毛细血管渗漏综合征是指因为各种原因导致毛细血管通透性增加，其特征是血浆和蛋白质从循环系统急性和复发性渗漏到组织间隙，导致以血容量迅速减少（低血容量）、红细胞压积升高（血浓缩）、低血压（血压降低）和低白蛋白血症（血液中白蛋白水平低）为表现的综合征。

（王永生　易煜尧）

27. 细胞治疗期出现**低血压**和**呼吸困难**怎么办

关键词

水分摄入　氧疗　低血压

在肿瘤细胞治疗中，大家比较关注的问题分别是肿瘤细胞治疗的严重不良反应是什么？如果出现医生会如何治疗？患者应该怎么做？

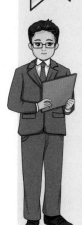

低血压和呼吸困难是肿瘤细胞治疗期间可能出现的严重不良反应，其发生原因如下。

1. 细胞因子释放综合征　这种细胞因子风暴可导致广泛的炎症，引起发热、疲劳、恶心等，严重者还会出现低血压和呼吸窘迫。

2. 毛细血管渗漏综合征　如前所述，是一种液体和蛋白质从血管渗漏到周围组织的情况，导致血容量减少，这可能导致低血压和水肿。肺部水肿会导致呼吸困难。

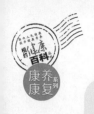

3. 肿瘤溶解综合征　在肿瘤细胞快速裂解的情况下，细胞的内容物会溢出到血液中，可能导致代谢异常，影响心脏和肺功能，导致呼吸困难和低血压。

4. 感染　接受细胞治疗的患者通常免疫系统较脆弱，更容易受到感染，这是出现呼吸困难和低血压等症状的原因之一。

5. 过敏反应、基础疾病等原因也可能会造成患者出现呼吸困难和低血压。

给患者的建议

低血压的症状主要是头晕或眩晕，尤其是在改变体位时更加明显。在正确测量血压时，如果患者的收缩压小于 90mmHg，就需要考虑低血压。出现低血压应采取以下措施。

1. 保证水分摄入　脱水可能导致低血压。应在医生指导下保持足够的液体摄入。对于饮食非常清淡的患者，还需要考虑增加盐分摄入。

2. 起身要缓慢　在从睡姿、蹲姿、坐姿到站立时，逐渐过渡并扶住稳固的物体，以减少头晕跌倒的风险。

3. 告知医护人员　及时报告任何可能的低血压症状。

呼吸困难的主要症状是气短，活动后喘气较以往更加明显。少数情况下，呼吸困难会很严重并危及生命。如果出现呼吸困难应采取以下措施。

1. 立即报告　如果患者出现任何呼吸困难的症状，请立即通知医护人员。

2. 氧疗 如果有必要，医护人员会给患者进行吸氧治疗。

3. 保持冷静并控制呼吸 恐慌可能会加重呼吸困难。

4. 卧床休息 过多的活动会引起耗氧量增加，导致呼吸困难加重。因此，尽量减少剧烈活动，如果出现呼吸困难，应及时卧床休息。

（王永生　易煜尧）

28. 细胞治疗出现
神经毒性怎么办

肿瘤细胞治疗会出现神经毒性吗？会有哪些症状？严重吗？其实不是所有神经毒性都很严重，也不是所有神经毒性都是长期存在的。

什么是神经毒性

神经毒性是指影响神经系统的不良反应，并表现为各种神经精神症状，如认知障碍、运动神经障碍、癫痫等。肿瘤细胞治疗中出现的毒性通常称为免疫效

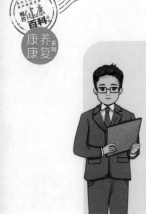

应细胞相关神经毒性综合征（immune effector cell-associated neurotoxicity syndrome，ICANS）。其发生率因疾病种类、患者年龄、不同 CAR-T 靶点而有所不同。

免疫效应细胞相关神经毒性综合征分级

目前，国内外常用的 ICANS 分级是根据或者参照 2019 年美国移植和细胞治疗协会（American Society for Transplantation and Cellular Therapy，ASTCT）提出的分级标准。通常根据免疫效应细胞相关脑病评分、意识水平、癫痫、运动物理、颅内压升高 / 脑水肿等几个方面将 ICANS 分为 5 个等级。

免疫效应细胞相关神经毒性综合征分级

参数	1 级	2 级	3 级	4 级
ICE 评分 / 分	7~9	3~6	0~2	0（患者不能唤醒,不能进行 ICE 评分）
意识下降	自然唤醒	声音唤醒	仅可通过接触刺激唤醒	患者不能唤醒或者需要有力或反复接触刺激唤醒或昏迷
癫痫	N/A	N/A	任何可快速缓解的局部或全身临床癫痫或脑电图发现非惊厥性癫痫,经过干预可缓解	危及生命的持续癫痫(>5 分钟)或间期反复发生临床或电生理发作
运动障碍	N/A	N/A	N/A	深度局部运动减弱,如偏瘫或下肢轻瘫
颅内压增高 / 脑水肿	N/A	N/A	影像学检查发现局部病灶或局部水肿	神经影像学检查发现弥漫脑水肿;去脑或去皮质状态;脑神经Ⅵ麻痹;视盘水肿;库欣三联征(意识障碍、瞳孔扩大、血压增高伴缓脉)

注：N/A 为不适用。

出现以下神经症状应加以注意

1. **意识状态改变**　思维、记忆或意识方面的变化，如计算能力下降、记忆力下降、判断能力下降等。

2. **失语症**　语言或言语能力障碍。

3. **癫痫**　老百姓俗称的"羊癫疯"，由于大脑出现不受控制的电活动，导致癫痫发作，可能表现为四肢或面部抽动等。

如何管理和监测

1. **及早报告**　及时向医护人员报告任何出现的神经症状。如果出现严重或突然发作的神经症状，包括癫痫或明显的意识错乱，清醒后请立即告知医生，或由家属立即转告医生。

2. **定期监测**　在肿瘤细胞治疗期间，医护人员将密切监测神经症状。细胞治疗之后，患者也需要长期随访，并向医生反馈相关症状。

3. **治疗干预**　在某些情况下，医生可能会使用药物等干预措施来处理神经毒性。常见药物有丙戊酸钠缓释片等。

定期随访并监测是必不可少的。如果出现任何神经症状，请及时与医护人员沟通。经过及时且适当的治疗，大多数神经毒性是可逆、可被治愈的。

（王永生　易煜尧）

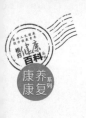

29. 为什么细胞治疗后要预防跌倒、碰伤

在日常生活中，人们或多或少会出现一些跌倒或磕碰的情况，有时候会导致出血、淤青，甚至骨折。但只要不是太严重，经过治疗或休整，大多数人都能痊愈。不过肿瘤细胞治疗后的患者在生活中却是要特别警惕跌倒和碰伤，因为有时候会导致非常严重的后果。

专家说

为什么肿瘤细胞治疗后会出现贫血和血小板减少

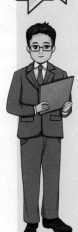

1. 细胞治疗前使用的一些药物可能具有导致贫血、血小板减少的不良反应。例如，某些化疗药物可能抑制骨髓功能，影响红细胞、血小板等的产生，从而导致贫血和血小板减少症。

2. 输注的改造后的免疫细胞有时可以靶向存在于非癌细胞上的抗原，使产生血液成分的细胞被破坏，从而导致贫血和血小板减少症。

3. 细胞治疗引起的炎症反应也可能会攻击正常细胞，包括血小板、红细胞，导致对血小板和红细胞的过度破坏。

4. 血液学肿瘤患者通常因其疾病而导致骨髓功能受损。实体肿瘤本身也可能引起贫血和血小板减少症，如骨髓侵犯，引起红细胞和血小板产生的减少。细胞治疗的附加损伤会加剧这种情况。

5. 感染是细胞治疗的并发症，可进一步抑制骨髓功能或增加血细胞消耗，导致贫血和血小板减少症。

贫血、血小板减少患者要预防跌倒和碰伤

贫血的患者会出现头晕、乏力的症状，在体位变化，如起床、坐起直立或运动时，比健康人更容易跌倒。因为血小板减少，跌倒和碰伤后，会导致凝血出现问题。患者更容易出现出血不易停止、创伤不易愈合等情况。

健康加油站

1. 当血小板低于 $30 \times 10^9/L$ 或全身有出血症状时，需要及时到医院就诊。

2. 避免进行激烈运动或增加出血风险的职业活动。变换体位时要轻柔，注意预防跌倒。

3. 高血压患者需要严格控制血压。

4. 有胃肠道基础疾病的患者需要在医生的指导下积极治疗相关疾病。

5. 慎用药物，在需要使用药物时可翻看说明书或咨询医生，减少因药物增加的出血风险。

（王永生　易煜尧）

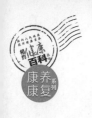

30. 为什么细胞治疗结束后还**需要长期随访**

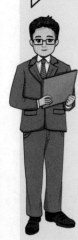
肿瘤细胞治疗通常为 1 次免疫细胞回输，偶有情况会增加到 2 次，比传统放疗、化疗的次数少很多。后续基本都是对患者的观察和随访。很多患者认为，不给药了就不需要来医院随访，自己在家生活就好了。其实这种想法是错误的。

专家说

肿瘤细胞治疗并非一劳永逸。治疗后的长期随访对患者健康和医学发展都有着重要作用。

1. 监测疗效反应　有助于确定肿瘤细胞治疗是否在较长时间内持续有效地控制或消除肿瘤细胞。

2. 监测复发　长期监测有助于早期发现任何肿瘤复发的迹象，从而及时干预和调整治疗计划。

3. 识别迟发性不良反应　细胞治疗的一些不良反应可能在治疗结束后的很长时间才显现。长期随访有助于识别和处理迟发性不良反应，确保患者的长期健康。常见的迟发不良反应有细胞治疗相关的全血细胞减少，包括血小板减少、中性粒细胞减少、迟发神经毒性、感染等。

4. 评估生活质量　有助于医护团队为患者解决与治疗相关的问题，包括身体、情感、心理、社会方面问题。

5. 收集数据 肿瘤细胞治疗是一种新兴的医疗技术。长期随访能为医疗科研工作者提供宝贵的医学数据，从而评价其长期的安全性和有效性，最终促进医疗技术的进展，造福更多肿瘤患者。

患者需要配合医生，在规定时间内进行随访、检查。其中可能涉及血液检查、影像学检查（如 CT）等。这些检查不仅可以评估患者的肿瘤控制情况，还可以检测免疫细胞在人体内的存活情况。从侧面反应疗效的持续性。

总之，长期随访对于评估肿瘤细胞治疗的持续有效性、管理迟发性不良反应以及为患者提供各种持续医疗保障是至关重要的，不管是对肿瘤患者的长期健康还是医学事业的发展都有着重要意义。

（王永生　易煜尧）

31. 为什么细胞治疗后
不能随便用药，
用药需要医生指导

很多接受肿瘤细胞治疗的患者因为不用"定期住院"，从而忽视了治疗后的用药问题。其实，肿瘤细胞治疗后的用药是治疗成功的关键环节之一。所有经过肿瘤细胞治疗的患者都应该引起重视。

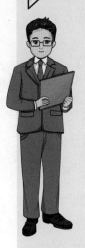

肿瘤细胞治疗后可能用到的药物

1. 支持性治疗药物 根据肿瘤细胞治疗后可能出现的副作用和并发症，医生可能会开具支持性治疗药物，包括用于管理疼痛、恶心或发热等症状的药物。常用药物如对乙酰氨基酚等。

2. 细胞因子阻断类药物 在某些情况下，可能会使用阻断免疫反应中特定细胞因子的药物。这类药物可以用于调节免疫系统，治疗细胞因子释放综合征或其他与免疫相关的症状或疾病。常用药物如托珠单抗等。

3. 皮质类固醇激素类药物 如果肿瘤细胞治疗后炎症反应特别严重，皮质类固醇药物会用于管理炎症，可有效减轻与免疫反应相关的炎症。常用药物如地塞米松等。

4. 抗病毒药物或抗菌药物 肿瘤细胞治疗的患者后续可能有病毒、细菌或真菌感染的风险。抗病毒或抗菌药物会用于预防或治疗后续的感染。常用药物如阿昔洛韦、头孢类药物等。

肿瘤细胞治疗后不能随意用药

患者在肿瘤细胞治疗后不能随意使用药物，因为有些药物在长期使用过程中会降低疗效，或者增加副作用的风险。例如上述的皮质类固醇类药物，短期使用可能减轻炎症反应，但是长期使用就会抑制输注的免疫细胞，导致肿瘤治疗效果不佳。另外，一些中药或中成药，因为成分复杂，可能也会降低治疗效果，甚至有的还会导致肝功能损害等。

总体说来，肿瘤细胞治疗后药物的选择是高度个体化的，医护人员将根据每位患者的不同情况来制订给药方案，目标是管理潜在的副作用，确保治疗的成功。患者应严格遵守医护人员给出的用药建议，并及时报告任何症状或不适。

（王永生　易煜尧）

32. 为什么细胞治疗后肿瘤
也可能**进展或复发**

就目前的医疗技术和水平而言，除极少数类别外，肿瘤尚属于一类不可治愈的疾病。任何肿瘤治疗方法都存在进展和复发的风险，肿瘤细胞治疗也同样。

专家说

导致肿瘤复发的因素

1. 肿瘤异质性　肿瘤通常由具有不同遗传和分子特征的细胞群体组成。尽管细胞治疗可能有效地攻击某些主要的肿瘤细胞，但其他具有不同特征的肿瘤细胞可能逃避或抵抗治疗，导致疾病进展。

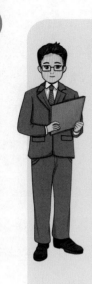

2. 抗原丢失　某些肿瘤细胞治疗，旨在识别肿瘤细胞表面的特定抗原。如果肿瘤细胞发生变化，导致目标抗原的丢失或下调，免疫细胞可能无法有效识别和攻击肿瘤细胞，使肿瘤得以逃逸。

3. 免疫抑制微环境　肿瘤可能会形成一个免疫抑制微环境，阻碍输注的免疫细胞功能，从而减少其杀灭肿瘤的效果。

4. 肿瘤细胞残留　尽管细胞治疗具有强大的抗肿瘤活性，但完全清除所有肿瘤细胞是极其困难的。残余的肿瘤细胞可能继续增殖，导致疾病复发。

5. 免疫细胞生存时间不足　输注的免疫细胞持久性对于维持长期的抗肿瘤效应至关重要。在某些情况下，免疫细胞可能无法足够地存活，减弱了它们控制肿瘤生长的能力。

6. 患者个体因素　患者的整体健康状况、其肿瘤的具体特征以及免疫反应，都可能影响肿瘤细胞治疗的有效性以及肿瘤复发的可能性。

患者需要怎么做

1. 首先，患者应保持一个良好的心态，保证充足的睡眠，以保证免疫系统正常运行。

2. 患者还需要进行密切监测和随访，遵循医生指导，及时检测任何进展或复发迹象。

3. 患者需要按照医生指导及时处理细胞治疗产生的不良反应，并在医生的指导下正确用药，尽可能延长肿瘤细胞治疗的维持时间，及早处理疾病的进展和复发。

（王永生　易煜尧）

33. 哪些肿瘤细胞治疗后患者需要补充**人免疫球蛋白**

肿瘤细胞治疗可能会导致患者免疫力低下，出现感染等并发症，那么我们应该怎么解决免疫力低下的问题呢？

专家说

肿瘤细胞治疗引起免疫抑制的原因

1. CAR-T 细胞被改造为针对肿瘤细胞上发现的特定抗原。然而，如果这些抗原也存在于正常细胞（如 B 细胞）上，CAR-T 细胞也会攻击这些正常细胞，从而导致免疫抑制。

2. 在输注免疫细胞之前，患者通常会进行化疗，目的是减少体内其他免疫细胞的数量，有助于输注的

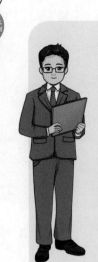

免疫细胞扩增并更有效地发挥作用。然而，化疗会暂时削弱患者的免疫系统，使球蛋白减少，使患者更容易受到感染。

3. 由于多种因素，接受细胞治疗的患者感染的风险会增加，严重或长期的慢性感染会耗竭正常免疫系统，使患者免疫力降低。

4. 为了控制细胞治疗的副作用，如细胞因子释放综合征和神经毒性，患者可能会使用免疫抑制药物，如皮质类固醇或托珠单抗（一种 IL-6 受体拮抗剂）等。这些药物可以抑制免疫反应，降低患者免疫力。

人免疫球蛋白适应证：各种原发性免疫球蛋白缺乏症（免疫球蛋白 G 亚型缺陷病等），继发性免疫球蛋白缺乏症（部分肿瘤细胞治疗后免疫球蛋白缺乏症等）。

肿瘤细胞治疗后，哪些患者需要使用人免疫球蛋白

1. B 细胞来源的血液肿瘤患者在 CAR-T 治疗后需接受人免疫球蛋白输注。

2. CAR-T 治疗后应定期复查 B 淋巴细胞数量和免疫球蛋白水平，若免疫球蛋白低于正常值，每月至少输注一次人免疫球蛋白，直到免疫球蛋白和 B 淋巴细胞恢复到正常范围或 CAR-T 治疗后 6 个月。

3. CAR-T 治疗后血清 IgG<4g/L 且严重或反复感染的患者，应继续每月至少输注一次人免疫球蛋白，每次 0.4g/kg，直到危险因素消除。若血清 IgG4~6g/L，治疗后仍存在严重或反复感染，同样需要每月至少输注一次人免疫球蛋白，每次 0.4g/kg。对于血清 IgG>6g/L，且并发感染者，建议进一步评估各型免疫球蛋白水平（IgG、IgA 及 IgM）和 B 淋巴细胞数量。

与任何医疗措施一样，是否输注免疫球蛋白是根据患者具体的身体情况所决定的，医护人员将根据患者的独特情况做出个性化的决策。患者不应自行购买、自行输注人免疫球蛋白。

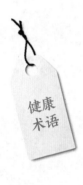

人免疫球蛋白

人免疫球蛋白是人免疫系统中浆细胞分泌的物质，对免疫系统抵抗感染起着至关重要的作用。

（王永生　易煜尧）

四

**肿瘤患者
中医药治疗
期间康复**

34. 肿瘤患者什么时候可以进行

中医治疗

随着医学的进步，肿瘤治疗方法日益多样化。其中，中医作为一种与时俱进的传统医学，在肿瘤治疗中扮演着越来越重要的角色。它不仅能够缓解症状，提高患者的生活质量，还能与多种西医治疗方式相结合，提高疗效。但许多患者及家属对于肿瘤患者何时开始中医治疗存在疑惑，因此下文将介绍肿瘤患者进行中医治疗的适宜时机。

专家说

使用中医治疗前应综合评估疗效及安全性

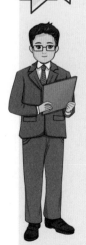

在进行中西医结合治疗肿瘤前，应综合评估所用中医治疗方式的疗效及其安全性。首先，中医的疗效主要体现在两方面，一是减轻相关肿瘤症状，如癌痛、疲乏、恶心和呕吐，即"减毒"。二是提高放疗、化疗、靶向治疗或免疫治疗的疗效，即"增效"。其次，进行中医治疗前应评估安全性，如斑蝥、全蝎和蜈蚣等部分抗肿瘤中药具有毒性，需要恰当使用。因此，在进行中医治疗前，建议选择专业的、有经验的中医生进行评估和治疗。

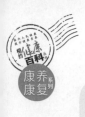

中医治疗肿瘤的干预时机

理论上，在肿瘤的全程治疗中都可以进行中医干预，但在肿瘤的不同阶段、分期，中医治疗的侧重点和目的有所不同。

1. 早期肿瘤　此阶段大部分肿瘤以手术切除为主要治疗手段，此时中医治疗主要应用于术后的辅助治疗，目的在于调整体质，预防复发。

2. 中晚期肿瘤　此阶段大部分肿瘤以综合治疗为主，包括手术、微波、冷冻消融等。中医治疗在这个阶段的应用主要与西医进行联合治疗，目的在于减少或缓解治疗并发症，提高生活质量、增强西医治疗效果。

3. 终末期肿瘤　此阶段患者大多因恶病质不适合行手术治疗、化疗、免疫治疗等西医治疗手段，中医为主要治疗手段，目的在于减轻肿瘤相关症状，延缓肿瘤发展，提高生活质量，适当延长生存期。

因此，在何时进行中医干预，应根据患者的病情、分期进行判断，以实现最佳的治疗效果。

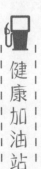

健康加油站

常用的中医治疗肿瘤的方法

目前，有多种中医治疗手段应用于抗肿瘤治疗中。大体可分为内治法和外治法。内治法一般通过辨证论治进行，如内服中药、方剂、中成药等治疗。外治法则包括针灸、艾灸、穴位贴敷、刮痧、拔罐、推拿、按摩、熏蒸等多种手段。

（张海波）

35. 肿瘤积极治疗期间可以吃**中药**吗

对于部分肿瘤患者，治疗上会采取手术治疗、放疗、化疗、靶向治疗和免疫治疗等现代医学手段进行积极干预。中药治疗能够与现代医学治疗手段相辅相成，提高患者的耐受程度，不仅不会起到相斥作用，而且还能够减轻相应的副作用。因此，吃中药可以在这个过程中发挥自身的辅助作用，使整个治疗过程更加顺利。

专家说

中药与现代医学手段相辅相成

现代医学治疗手段在杀伤肿瘤细胞的同时，也会损伤人体的正常细胞。在治疗期间，很多患者免疫力降低，表现出疲乏、嗜睡等症状，在中医上属于正气亏虚。因此，可以选用人参、西洋参、黄芪等具有益气养阴功效的中药。同时，研究显示这些中药具有增强人体免疫力的功能，扶助患者的正气，在一定程度

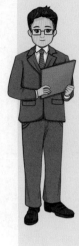

上缓解各种不良反应。此外，在积极治疗期，对于一些消肿散结、清热解毒的具有潜在毒性的中药，通常要减少使用，以防止加重患者的毒性反应。

中药能够发挥减毒增效作用

对于接受根治术的患者，术后经常会出现气短、多汗、胃口不好、大便性质改变等情况。在术后康复阶段，如人参、黄芪等中药能够健脾益气，增强患者气力，减少出汗，大大改善各种症状。对于化疗患者，在治疗过程中经常会发生恶心、呕吐、腹泻等不良反应，如陈皮、生姜、葛根等中药，能够起到和胃止呕、升阳止泻的作用，减轻患者的不良反应。对于接受靶向治疗的患者，皮疹往往给患者带来很大苦恼，如金银花、白鲜皮等一类中药，能够发挥润燥、祛风止痒的功效，减轻患者皮疹的红、肿、热、痛及瘙痒的程度。因此，在辨证论治指导下，吃中药能够起到减毒增效的作用，使患者整个治疗过程更加顺利。

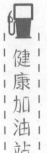

健康加油站

常见的中药

人参、西洋参、黄芪、黄芩、天花粉、赤芍、三七、莪术、白花蛇舌草、半枝莲、山慈菇、肿节风、猫爪草等，需要在专业中医医生辨证论治指导下使用。

（张海波）

36. 肿瘤根治术后还需要 **吃中药**吗

对于一些早期局限性肿瘤，患者有机会接受肿瘤根治术以切除肿瘤。那么，肿瘤已经切除了，患者还需要继续服用中药吗？进行肿瘤根治手术就是痊愈了吗？

专家说

肿瘤根治术会对患者产生什么影响

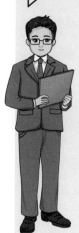

手术可以帮助肿瘤患者减轻肿瘤负荷，切除肿瘤病灶，是肿瘤治疗中非常重要的一部分。但是，接受肿瘤根治术并不等于治愈肿瘤，肿瘤仍可能卷土重来。同时，手术会给肿瘤患者的身体带来一系列变化，包括术后创口愈合、内分泌失调和免疫系统紊乱等，常见的术后并发症有感染、出血、恶心、呕吐、疼痛和心理创伤等。

中药治疗会给术后肿瘤患者带来哪些获益

1. 加快手术康复 中药治疗可以缓解患者术后产生的各种不适症状，如疼痛、胃口不佳、疲乏等，提高患者的生活质量。对于部分非早期的肿瘤患者，在接受肿瘤根治术之后，需要进一步接受放疗、化疗等辅助治疗，中药治疗可以帮助患者更快地进行术后恢复，减少手术并发症的出现，提高患者对术后辅助治

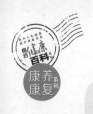

疗的耐受度，加强抗肿瘤治疗的效果。手术属于"金刃之邪"，会耗伤人体的元气，尽早在术后使用中药治疗可以促进气血恢复，增强机体免疫力，改善患者的免疫功能。例如术后服用当归、党参、黄芪等，能够达到补气养血的功效；服用麦冬、石斛、西洋参等，能够达到养阴生津的功效。

2. 预防复发转移　如果将肿瘤视为"种子"，其发生发展都需要依赖周围的微环境"土壤"，这就是著名的"种子土壤说"。其实，根治性手术可能难以发现和切除肉眼不可见的微小转移灶，即发现微小的"种子"，也无法改变患者肿瘤易患体质，即改变机体的"土壤"。所以，手术切除肿瘤并非一劳永逸。研究表明，肿瘤术后3年内是肿瘤复发转移的高危期，术后坚持长时间服用中药可以有效预防复发转移。

中医认为，肿瘤复发转移的根本原因是正气不足和邪气内扰，中药可以有效调整肿瘤患者阴阳失衡的状态，改变机体的"土壤"，防止"种子"的播散生长，以达到扶正祛邪的功效。

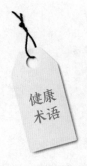

健康术语

扶正祛邪

"正"是人体的正气，"邪"是致病的病邪。扶正是用药扶助正气，使正气加强，以消除病邪。祛邪是用药祛除病邪，也是为了扶助正气。

（张海波）

37. 为什么中医强调**个性化****中医治疗方案**，相同的肿瘤，治疗**处方不一样**

中医诊治疾病强调四诊合参、辨证论治，证同则治同，证异则治异，故"同病"可能"异治"。而西医对肿瘤的诊断，则以病理诊断为金标准，病理诊断相同则为"同病"。现代医学的"个体化治疗""精准治疗"与中医学"同病异治"理论在本质上有共通之处，现代医学"精准治疗"是中医辨证论治"同病异治"理论指导下的必然选择及重要补充。

专家说 什么是个性化治疗

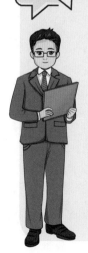

中医强调整体观念、辨证论治，由于每个人的阴阳气血、体质、心理各有不同，患病时的表现也存在差异。医者通过望闻问切收集患者四诊信息进行辨证处方，故在中医药的运用上基本采用一人一方。此外，中医治疗有"三因制宜"之说，即便是身患同样的肿瘤，患者的体质虚实禀赋、发病季节、地域气候不同，证候不同，则中医证型不同，中医的治则与治法或方药也有差异，即"同病异治"。

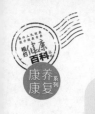

中医怎么制订个性化治疗方案

同病异治的情况有二：一是相同疾病在不同患者身上出现不同证候，如同样是肺癌患者，要先分清是气虚、阴虚、痰湿、热毒还是血瘀，在处方时用药要随证而变。二是同一患者在疾病的不同阶段，出现不同的证候，如同一个肺癌患者，假如早期实热咯血，血热入络，需要用清解之品，而中晚期气阴两虚，则需要调整为益气滋阴之味。又如术前新辅助化疗期间中医治疗多以祛邪为主，术后化疗期间多以调补气血、扶正为主，脾肾两虚者健脾补肾，肝肾亏虚者滋补肝肾，脾胃不和者健脾和胃、降逆止呕。术后放疗期间多以滋阴降火，扶正为主，气阴两虚者益气养阴，阴津亏虚者养阴生津，阴虚火毒者清热解毒、养阴生津。术后化放疗结束后则需要扶正祛邪相结合。中医的个体化治疗既有横向的个体化，又有纵向的个体化，其实质是辨证论治，目的是通过综合调理，调整身体内部平衡来达到治疗疾病的效果。

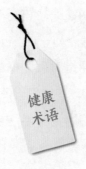

同病异治

同病异治是指同一疾病，可因人、因时、因地的不同，或由于病情的发展，病机的变化，以及邪正消长的差异，采取不同的治法，谓之"同病异治"。

（张海波）

38. 中医药如何**调整肿瘤患者的体质**

中医认为，不同体质对于疾病的易感性不同，体质类型对肿瘤的易感性以及发病起着重要的作用。体质具有动态可变性，可以通过调节体质达到治疗和预防疾病的目的。

肿瘤患者常见体质

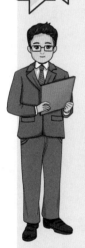

中医体质分类方法有多种，常见的体质包括平和质、气虚质、阳虚质、阴虚质、痰湿质、湿热质、瘀血发黄质、气郁质、特禀质九种。平和质是正常体质，其余八种为偏颇体质。偏颇体质是影响肿瘤的发病原因之一。研究表明，肿瘤患者常见的体质为湿热质、痰湿质、气郁质、阳虚质和阴虚质。例如肠癌患者常见湿热质、痰湿质，乳腺癌、甲状腺癌患者常见气郁质等。

中医药如何调整肿瘤患者的体质

中医可以通过内服外用中药，配合针灸、气功导引等中医特色疗法调理体质，使患者体内的气血得到调和，肿瘤失去适合生成的微环境，达到治疗和预防肿瘤的目的。譬如根据患者的体质在选方用药及剂量上进行调整，阳虚质常选用淫羊藿、菟丝子、杜仲等

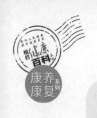

补肾温阳；阴虚质常选用麦冬、石斛、沙参等滋阴生津；痰湿质常选用茯苓、薏苡仁等渗湿化痰；湿热质常选用黄芩、黄柏等清热燥湿；气郁质常选用香附、郁金、柴胡等疏肝解郁；血瘀质常选用三七、莪术等活血化瘀。

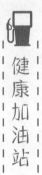

常见肿瘤体质的日常调理方法

痰湿质，注意保持居住环境的干燥，衣物选择宜透气款式，以保证汗液蒸发，祛除体内的湿气。尽量选择利湿健脾、化痰泄浊的食物，如冬瓜、鲫鱼等；尽量避免食用甜食、肥腻、油炸的食物。推荐的食疗方有薏仁粥和参苓粥。

气郁质，注意保持顺畅的情绪，遇到问题多倾诉，服饰应以舒适度为第一选择。饮食上选择芳香解郁或具有理气作用的食物，如芸香科的各类水果（橘子、橙子等）。尽量避免食用酸涩收敛的食物，如柠檬、青梅等。推荐的食疗方有葛粉羹、白术猪肚粥等。

阳虚质，注意居住环境要冬避寒就温，春夏培补阳气，注重足底、背部及丹田部位的保暖。饮食方面可多吃甘温益气的食物，如葱、姜、蒜、胡椒等，少食生冷寒凉食物。推荐的食疗方有胡椒猪肚汤、当归生姜羊肉汤等。

（张海波）

39. 哪些**中医食疗**可以用于肿瘤患者的康复

《黄帝内经》有言："五谷为养，五果为助，五畜为益，五菜为充，气味合而服之，以补益精气"。中医素有"药食同源"的观点，很多食物也同样拥有疾病治疗和康复的功效。中医食疗作为一种温和、可行的康复方式，可以在肿瘤治疗的全过程中发挥积极作用，是肿瘤综合治疗的重要组成部分。那对于肿瘤患者而言，如何选择合适的中药食疗方案呢？

肿瘤不同治疗阶段食疗方案的选择

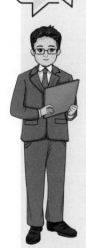

1. 化疗期间的调治 化疗是肿瘤治疗的重要手段，可以有效抑制肿瘤细胞的生长，但是也会带来一些不良反应，其中胃肠道反应为甚。对于胃热呕吐，兼口渴、心烦等症状的患者，可选用芦根竹茹代茶饮改善症状；对于胃寒呕吐伴有怕冷、腹泻等症状的患者，可使用姜枣山药粥等。面对化疗中常出现的食欲缺乏、消化不良，可以服用少量陈皮、炒山楂、炒麦芽等具有开胃健脾功效的中药缓解。

2. 放疗期间的调治 放疗属于热毒之邪，易伤及津液，患者常表现为阴虚火旺的证候特点，出现口舌干燥、咽痛不适、皮肤损伤等症状，甚至产生放射性

关键词：中医食疗 康复

炎症，此时可以选用甘凉滋润之品，如百合、麦冬、雪梨水、罗汉果等。

3. 手术期间的调治　手术会对肿瘤患者带来一定的创伤，损伤气血，术后患者易出现气短、疲乏等症状，手术期间患者在饮食上应重视补益气血以提高免疫力，有效的术后调养食疗方有参芪粥、枸杞鸡肉汤等。同时，术后应注意饮食忌口，避免摄入辛辣刺激的食物，以免影响手术切口的康复。

中医强调辨证论治，由于肿瘤病情的复杂性和个体化差异性，即使是同类型、同阶段的肿瘤患者也不一定适用同样的中医食疗方案，建议在专业医生的指导下选择适合自己的方案。

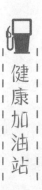

健康加油站

常用的中医食疗

1. 芦根竹茹代茶饮　鲜芦根 30 克、竹茹 10 克、生姜 5 克，水煎。

2. 姜枣山药粥　生姜 15 克、红枣 15 克，加水适量煮取清汤，再入山药末 50 克，煮粥。

3. 参芪粥　党参 20 克、黄芪 20 克、大枣 10 克，加水适量煮取清汤，后加适量淘净粳米入锅，煮粥。

4. 枸杞鸡肉汤　将 150 克鸡肉洗净切块，烫一下取出，加入枸杞子 30 克、桂圆肉 20 克及适量开水，煎汤。

（张海波）

40. 肿瘤患者需要**忌口**吗

肿瘤是一类消耗性疾病，不少患者既担心自己的营养摄入不够，同时又害怕过度补充营养会影响治疗效果。另外，饮食不当是发生肿瘤的一个危险因素。不少肿瘤的发生与饮食辛辣、肥甘厚味，嗜烟酒密切相关。在肿瘤治疗期间，要同时综合患者的治疗手段和体质情况等制订饮食策略。因此，科学的忌口是一个非常重要的问题。

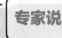

专家说

营养丰富是关键

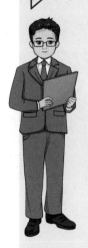

肿瘤往往对患者的消耗很大，这是因为它们无时无刻不在掠夺人体的营养。此外，肿瘤治疗对患者的身体打击也是较大的，丰富的营养有助于提高患者的免疫力。除了蔬菜水果外，可以进食一些全麦、糙米、燕麦等全谷物，其中含有丰富的膳食纤维、维生素和矿物质，有助于维持肠道健康。还可以进食一些高质量的蛋白质，它们对于维持肌肉质量和促进组织修复很重要。鱼、家禽、豆类、坚果和种子都是良好的蛋白质来源。此外，摄入一些健康脂肪，如橄榄油、亚麻籽油、鳄梨和坚果等富含健康脂肪（如 ω-3 脂肪酸）的食物，也有助于维持心血管健康。

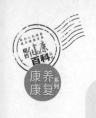

科学忌口要把握

肿瘤患者既要忌口又不能过度忌口，科学的忌口是非常重要的，中医强调辨证施膳，也就是根据患者的体质进行个体化的饮食指导。

在化疗期间，患者往往容易发生恶心、呕吐、食欲缺乏。因此，在饮食上，要尽量避免寒凉食物的摄入。在放疗期间，由于射线产生的副作用，患者经常会出现口腔溃疡等"火气大"的表现，在饮食上可以适当用沙参、麦冬、冬瓜等具有清热养阴的食材煲汤，能够起到滋阴润燥等作用。对于过度肥胖的患者，在饮食上要减少油腻等高能量食物的摄入，多吃蔬菜水果，促进肠道菌群平衡。而对于一些消瘦的患者，要以高能量、高蛋白为主，及时补充身体所需的营养，才能调动自身免疫力来更好地抗击肿瘤。

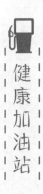

常见的营养物质来源

1. **膳食纤维**　全麦、糙米、燕麦等。

2. **蛋白质**　鱼、家禽、豆类、坚果等。

3. **脂肪**　橄榄油、亚麻籽油、鳄梨、坚果等。

4. **维生素**　柠檬、橙子、胡萝卜等。

（张海波）

41. 肿瘤患者可以进行**针灸治疗**吗

关键词

针灸　作用　穴位

　　中医药可以参与肿瘤治疗周期的全过程，涵盖早期预防、积极治疗、姑息治疗阶段。常见的中医治疗方式包括中药、针灸、气功导引等内、外治法，其中针灸在肿瘤管理的各个阶段和环节都起着积极作用。在癌前病变期，可以使用针灸降低其转化为恶性肿瘤的风险。而在进行抗肿瘤治疗时，如放疗、化疗、术后辅助治疗，针刺可以有效控制不良反应的发生，如恶心、呕吐、汗多、潮热、气短等。在姑息治疗阶段，针刺可以改善患者的癌痛、便秘。因此，在有经验的医师指导下，肿瘤患者可以接受针灸治疗，并取得良好的疗效。

专家说

怎样去理解针灸治疗肿瘤

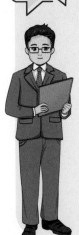

　　针灸治疗肿瘤可以追溯至两千多年前的《黄帝内经》，其中便有对针刺"令可以泻热出血而痤病竭"的记载。针灸通过刺激人体体表的经络、腧穴来激发人体经络系统的调整作用，发挥扶正祛邪、调和阴阳、疏通经络的功效，调节脏腑功能和气血盛衰，从而达到治疗疾病的目的。与手术或化疗药物不同，针灸作用于整个机体使其产生抗肿瘤的效应，而不是直接作用于肿瘤。

针灸在肿瘤治疗的作用

1. 调节免疫力 针灸对机体的免疫功能具有良好的双向调节作用，一方面可以提高免疫力，增加人体对肿瘤细胞的杀伤力，达到控制肿瘤进展甚至缩小肿瘤的目的。另一方面，可以避免免疫系统的过度激活，从而对自身组织、细胞造成损伤，即中医所说的"祛邪而不伤正"。

2. 减轻不良反应 消化道症状是肿瘤患者放疗、化疗后常见的并发症之一，主要表现为恶心、呕吐、食欲缺乏、便秘。针灸可以保护胃肠道黏膜，促进胃肠蠕动，从而改善恶心、呕吐、便秘等症状。

3. 改善肿瘤症状 疼痛是导致中晚期肿瘤患者痛苦的症状之一。研究表明，针灸可以通过调节神经系统、释放内源性镇痛物质（如内啡肽），来缓解肿瘤患者的疼痛感，减少其对止痛药的依赖。在肿瘤病程中，患者常常面临睡眠问题。针灸被认为可以调节生物钟，提高睡眠质量，帮助患者更好地恢复体力。此外，研究也发现针灸可以改善患者焦虑、抑郁等心理问题。

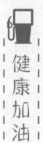

肿瘤患者常用的穴位

1. 增强体质 关元穴、气海穴、足三里穴。

2. 缓解恶心、呕吐 内关穴、合谷穴、足三里穴、印堂穴。

3. 改善睡眠情绪　百会穴、神门穴、印堂穴、内关穴。

4. 缓解疼痛　内关穴、四关穴、阿是穴、三阴交穴、太冲穴。

（张海波）

关键词

人参　中药

42. 肿瘤患者可以**吃人参**吗

人参是中医补药中最具代表性的一味，不仅可以补益人体的气血阴阳，还可以增强脏腑功能及祛邪能力，在众多武侠电视剧里都有着"起死回生"的作用。但是，正如其他药物一样，人参也具有其适应证和禁忌证，误服人参造成不良后果的人也不在少数。肿瘤患者具有其独特的体质，只有在中医理论的指导下，经过严谨的辨证，人参才能成为一味"卓有成效"的良药。

专家说　**如何理解"人参杀人无过"**

人参具有很强的补益作用，适用于正气亏虚的人，但是如果患者没有正虚的表现，而是呈现一派邪实之象，并且有各种病理产物——痰湿、火热、瘀血郁闭在体内，此时若妄投补益，不仅会闭门留寇，病情缠绵不愈，而且使邪气鸱张，加重病情，甚则危及生命。

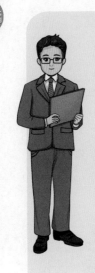

另外，对于过度虚弱的患者可能会出现"虚不受补"的情况。肿瘤患者在疾病末期往往会出现恶病质的表现，该阶段往往不能使用人参这一类的药物"峻补"，否则会加重患者的脾胃负担，进一步耗竭人体的胃气，正如《黄帝内经》所云"有胃气则生，无胃气则死"。最后，由于肿瘤特殊的发病机制，往往处于快速进展期的患者不适合服用"人参"这一类补药，可能会加重病情的进展。

哪些患者适合服用人参

1. 癌因性疲乏　是放疗、化疗以及肿瘤本身所引起的影响患者生活质量的症状之一，严重影响肿瘤患者的日常生活、社会活动。患者往往表现出精神疲倦、困倦嗜卧、少气乏力、面色苍白或萎黄、不欲饮食等症状，此时使用人参可以起到恢复元气、补益气血的作用，改善患者的疲乏。

2. 食欲不佳　患者在放疗、化疗后会出现恶心、呕吐、纳差等消化道反应，在止吐的同时，可以辨证给予人参补益脾胃，改善消化道症状，增强食欲。

3. 骨髓移植　在放疗、化疗后，患者骨髓的造血功能受到破坏，出现白细胞减少、红细胞减少，如果患者符合气血不足之象，则可以用人参来补气养血。现代药理学研究也证实，人参可以刺激骨髓的造血功能，提高外周红细胞、血红蛋白、白细胞和血小板的数量。

人参的饮食禁忌

1. 人参一般不与萝卜同时服用，因萝卜是破气药会影响人参的补气作用。

2. 人参不与茶水同服，因茶叶中含鞣质，它可与人参的有效成分——人参皂苷结合形成沉淀，影响人参有效成分的吸收。

（张海波）

43. 中医治疗可以**减轻**肿瘤患者的**癌痛症状**吗

癌痛作为肿瘤患者最常见的症状，不仅影响日常生活和生存质量，还可能影响抗肿瘤治疗的疗效。虽然西医在癌痛管理和治疗方面有诸多方法，但长期使用镇痛剂存在耐药性、成瘾性等局限。而中医治疗癌痛有确切的疗效，近年取得了一定的研究进展，其在癌痛治疗中的角色和有效性是广泛关注的焦点。

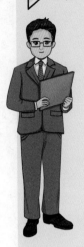

专家说

中医是怎么看待癌痛的

中医理论认为，癌痛的发病机制为患者体内气血运行不畅或脏腑经络失养，即"不通则痛"和"不荣则痛"。因此，中医治疗癌痛首先着眼于疏通经络、调和气血，可以有效缓解癌痛。

中医治疗癌痛的具体方法

在具体治疗方法上，可分为中医内治法与中医外治法两大类。

1. 内治法 根据患者具体情况，辨证论治，进行中药组方或中成药治疗。通常选择具有活血化瘀作用的中草药，如延胡索、桃仁、红花、川芎和当归，能够改善血液循环，缓解疼痛感。

2. 针灸疗法 针灸通过刺激特定穴位，促进气血流通，调节内脏功能，从而达到缓解疼痛的目的。常见的控制癌痛的针刺穴位有合谷穴、足三里穴、三阴交穴、太冲穴、内关穴和阿是穴等。

3. 气功和太极 这些传统健身方法不仅能提高患者的身体素质，还有助于调节心理状态，减轻疼痛感。通过深呼吸、身体放松和缓慢动作等的结合，达到促进气血流畅、缓解癌痛的目的。

4. 中药敷贴 根据患者的具体病情和体质，选用具有消炎、镇痛、活血化瘀等功效的中药材进行痛处或穴位贴敷，达到一定的止痛目的，例如冰片、乳香、没药和延胡索。

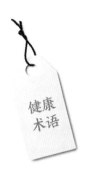

不通则痛、不荣则痛

"不通则痛"指的是当人体经络中的气血发生阻滞不通，就会引发各种疼痛，也称之为"实痛"。"不荣则痛"则指的是当人体经络中气血减少不足也会引发疼痛，称之为"虚痛"。

（张海波）

关键词

癌因性疲乏 中医药膳

44. 怎样运用中医方法
减轻癌因性疲乏

癌因性疲乏是癌症患者常见的一种复杂、持久的疲劳感，与日常疲劳不同，它并不会因休息或睡眠而得到显著缓解。癌因性疲乏的特点是全面性和持续性，通常对患者的生活质量和抗肿瘤治疗产生深远影响。而中医在治疗癌因性疲乏方面具有显著优势，这归功于其独特的辨证论治理论体系以及中药、艾灸、针刺等便捷有效的治疗方法。

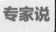

专家说

中医是怎么看待癌因性疲乏的

中医理论认为，癌因性疲乏属于"虚劳"类疾病，是以脏腑功能衰退，气血阴阳不足为主要发病机制的

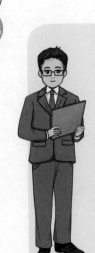

多种慢性虚弱证候的总称。其中医病机主要是正气不足，气血阴阳亏损，脏腑虚损而为病，同时或夹痰、夹湿或气血瘀滞、热毒炽盛。在治疗上以补益为主兼以祛邪，可以在一定程度上减轻癌因性疲乏的程度，提高生活质量。

中医治疗癌因性疲乏的具体方法

常见治疗方法包括中药治疗、中医外治、非药物干预和营养支持。

1. 中药治疗　中医认为癌因性疲乏与气血虚弱、脏腑功能失调有关。因此，使用补气养血、调和脏腑的中药方剂可以有效缓解疲乏。例如，参苓白术散和四君子汤常用于气虚型癌因性疲乏患者。

2. 中医外治　针刺、艾灸等中医外治手段可以起到扶阳补气、通络解毒的效果，减轻疲乏。

3. 非药物干预　太极和气功是传统的中国身心锻炼方式，通过缓慢和流畅的动作，结合呼吸和冥想，有助于提升气血流通和精神状态。此外，中医认为情绪状态与身体健康密切相关。通过冥想、音乐疗法等方式来调整情绪，有助于减轻癌因性疲乏。

4. 营养支持　中医还强调通过合理的饮食来调理身体，对于癌因性疲乏患者，推荐食用温补脾胃、养血益气的食物，如红枣、桂圆、黄豆、鸡肉等。

减轻癌因性疲乏的常用中医药膳

1. 八珍鸡汤　母鸡 1 000 克，当归、白芍、熟地、川芎、白术、甘草各 6 克，党参、茯苓各 10 克，生姜 3 片。

功用：促进患者食欲，改善机体营养状况，减轻疲乏。

2. 黄芪粥　黄芪 13 克、人参 3 克、白茯苓和桑白皮各 5 克、生姜 2 克、红枣 1 枚、小米 35 克。

功用：补脾益气，改善疲乏。

3. 玉米山药粥　玉米 100 克、山药 50 克、冰糖 10 克。

功用：健脾益胃，燥湿化痰，改善疲乏。

（张海波）

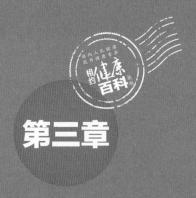

第三章

支持性治疗康复

一

肿瘤患者
不良反应的处理

1. 为什么肿瘤患者术后会出现 食欲缺乏、便秘、 头晕、恶心、呕吐

关键词

食欲缺乏 便秘 头晕

除血液系统的恶性肿瘤（如白血病、恶性淋巴瘤）外，大多数没有发生局部或远处转移的实体肿瘤都可以采用手术治疗，其是治疗肿瘤的一个重要方法。肿瘤切除手术往往需要切除一部分正常组织，手术创面较大，因此术后并发症的发生率也较高。

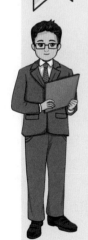

专家说

术后食欲缺乏

1. 手术过程中使用的麻醉药物会对人体产生一定影响，大多数患者在术后，都会出现胃肠道的蠕动减缓，主要表现在食欲缺乏和饮食时间的改变。

2. 术后为了减少感染风险，常常会使用抗生素，致病细菌和有益的细菌同时被消灭，引起肠道菌群失调等症状，导致食欲缺乏。

术后便秘

1. 活动减少 术后患者卧床时间长，活动减少，引起肠道功能不能及时恢复，胃肠蠕动减弱，造成便秘。

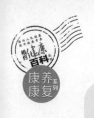

2. 饮食结构变化　很多家属认为术后患者需要"大补"，会给予高脂肪、高蛋白的食物。这类食物形成的粪便在肠道内运行缓慢，容易干结，造成便秘。另外，吃得太少不足以引起排便反射，也会造成便秘。

3. 排便习惯、姿势与环境的改变　大多数患者习惯了蹲姿及坐姿排便，对床上排便不习惯，尽量控制排便，造成大便干结。

4. 麻醉方式和抗生素使用　麻醉药物会抑制胃肠功能，一般来说全身麻醉患者的便秘发生率比局部麻醉要高。长期使用抗生素也会使肠道菌群失调，造成便秘。

5. 患者的心理应激反应　患者对手术的认识及心理准备不足，易产生紧张、焦虑、恐惧、沮丧等情绪。交感神经兴奋而抑制了迷走神经，导致肠蠕动减慢引起便秘。

术后头晕

1. 手术　手术如果损害到了神经可能引起头晕，多以眩晕为主。

2. 脑供血不足　手术过程中可能因为失血使心脏不能迅速地泵出较多血液，导致心脏或者大脑的供血功能不足引起头晕。

3. 血压低　手术时间过长或者身体虚弱都可能会引起血压偏低，出现头晕症状。

4. 麻醉药物代谢　患者在手术过程中出现麻醉药物代谢异常也会引起头晕。

术后恶心、呕吐

1. 患者因素 以下患者术后恶心、呕吐的发生率较高：女性、不吸烟、肥胖、50 岁以下，有晕车、晕船病史或有过术后恶心、呕吐病史，术前焦虑、精神紧张，未严格遵守术前禁食、禁水或有胃瘫。

2. 手术因素 ①手术时间越长，恶心、呕吐的发生率越高。②手术类型：如腹腔镜手术、胃肠道手术、神经外科手术、眼科手术、妇产科手术和头面部整形手术，术后发生恶心、呕吐的概率可能较高。

3. 麻醉因素 在全身麻醉过程中吸入麻醉剂或应用阿片类药物会增加恶心、呕吐的发生率。

4. 其他因素 术后卧床时间长、过早进食、术后使用对胃肠道有刺激性的药物、胃肠道蠕动差等因素也会引起术后恶心、呕吐的症状。

（庄　莉）

如何预防肿瘤治疗的不良反应

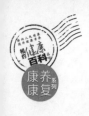

2. 为什么肿瘤患者**术后要尽早下床活动**

　　肿瘤患者术后快速康复是医患双方共同的目标，减少并发症、缩短住院时间、降低医疗费用和提高患者就医体验是加速康复外科的核心要义。术后尽早下床活动对于快速康复显得尤为重要。长期卧床会引起术后下肢水肿，我们应该如何处理？

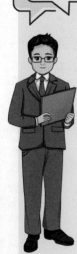

肿瘤患者术后要尽早下床活动

　　1. 预防下肢深静脉血栓形成，促进血液循环，减少下肢血液淤滞风险。

　　2. 早期下床有助于改善呼吸功能，提高呼吸深度和频率，促进肺部通气，防止术后肺部感染等并发症的发生。

　　3. 促进胃肠道蠕动和恢复消化功能，预防便秘和胃肠功能紊乱。

　　4. 通过早期活动，患者可以逐渐增加身体的耐力和功能，提高生活质量，并减少住院时间。

　　5. 避免其他并发症，如压疮和尿路感染。可通过改善血液循环和促进尿液排出，降低感染的风险。

每天需要活动多久

采用循序渐进原则，逐日增加活动量。

1. 术后第一天　下床活动 1~2 次，步行时间 5~10 分钟，步行距离 40~70 米。

2. 术后第二天　下床活动 2~4 次，步行时间 >30 分钟，步行距离 100~150 米。

3. 术后第三天　下床活动 >4 次，步行时间 >40 分钟，步行距离 >150 米。

术后活动注意事项

1. 下床活动期间，家属及陪护人员需全程陪伴在侧，勿让患者自行下床行走。

2. 下床活动前需要检查引流管，防止牵拉与脱出，行走时，引流袋需要低于引流管口位置，防止逆行感染。

3. 穿合适的衣物与鞋，避免跌倒。

4. 活动过程中若出现头晕、乏力、胸闷、心悸等不适症状，应立即蹲下或坐下休息，并及时告知医务人员。

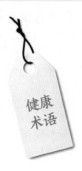

健康术语

加速康复外科

　　加速康复外科是指为促使患者快速康复，采用有循证医学证据的围手术期一系列优化措施，通过多学科团队合作，优化临床路径，以减少或

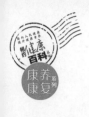

降低手术患者的生理及心理创伤应激，减少并发症的发生，加速患者术后康复，缩短患者住院时间，降低住院费用，提高患者满意度。

（叶联华）

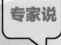
3. 为什么肿瘤患者
术后控制疼痛很重要

疼痛是人类大脑对机体组织损伤或可能导致组织损伤的刺激所产生的一种不愉快的主观感觉。目前，世界卫生组织已将疼痛列入继体温、脉搏、呼吸、血压之后的第五大生命体征，疼痛已成为影响人类健康的重要医学问题。术后疼痛会影响患者的生理及心理状态，阻碍患者术后伤口愈合及病情恢复。可改善肿瘤患者术后疼痛，对促进患者康复、提高生活质量具有积极意义。

专家说

术后控制疼痛有哪些好处

1. 提高患者生活质量　术后疼痛会严重影响患者的生活质量，使其难以进行正常的活动、休息和睡眠。控制疼痛可以有效减轻患者的不适感，提高舒适度，获得更好的生活质量。

2. 促进康复和恢复　疼痛会使患者术后的康复和

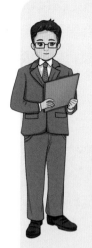

恢复过程受到阻碍。如果疼痛得不到有效控制，患者会减少必要的运动，从而延缓康复进程。控制疼痛可以帮助患者早期进行功能锻炼和康复训练，促进身体机能的恢复。

3. 减少并发症的发生　术后疼痛如果得不到及时控制，可能会导致一系列并发症的发生，如呼吸道感染、血栓形成、肺炎等。这些并发症会增加患者的痛苦，延长住院时间，甚至危及生命。控制疼痛可以减少并发症的风险，提高手术成功率和生存率。

4. 缓解心理压力　术后疼痛对患者的心理状态产生重要影响。长期疼痛会导致患者焦虑、抑郁和失眠等心理问题。控制疼痛可以减轻患者的心理压力，改善患者的情绪，减轻焦虑和抑郁，增强战胜疾病的信心。

（叶联华）

关键词

术后贫血　输血

4. 为什么肿瘤患者**术后贫血要及时输血**

输血是临床工作中抢救和治疗患者疾病的一种有效方法，是指将血液通过静脉输注给患者的一种治疗方法。肿瘤患者术后贫血常

见原因包括术中出血、慢性消耗等。因此，肿瘤相关贫血（cancer related anemia，CRA），这个概念也应运而生。CRA会导致患者出现多脏器缺血缺氧性改变和免疫力降低，加剧疾病进展，影响预后，严重影响患者的生存质量。

如何判断自己是否贫血

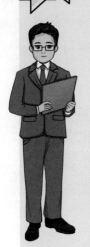

正常成人外周血血红蛋白的范围标准为：成年男性 120~160g/L，成年女性 110~150g/L。

肿瘤贫血严重程度分级

分级	NCI 标准	世界卫生组织标准	中国标准
0 级（正常）	正常值[a]	≥正常值[b]	≥正常值[c]
1 级（轻度）	100~< 正常值下限	110~< 正常值	90~< 正常值
2 级（中度）	80~<100	80~109	60~<90
3 级（重度）	<80	<80	30~<60
4 级（极重度）	威胁生命	–	<30

注：美国国家癌症研究所（National Cancer Institute，NCI）。

[a]NCI 标准正常值为男性血红蛋白：140~180g/L，女性血红蛋白：120~160g/L。

[b]2011 世界卫生组织标准正常值为成年男性血红蛋白 ≥ 130/L，非妊娠成年女性血红蛋白 ≥ 120 L，妊娠女性血红蛋白 ≥ 110/L。

[c]我国标准正常值为成年男性血红蛋白 ≥ 120g/L，非妊娠成年女性血红蛋白 ≥ 110g/L，妊娠女性血红蛋白 ≥ 100/L。

– 为无数据。

输血指征

输注红细胞或全血是临床治疗 CRA 的主要方法，

优点为可以迅速升高血红蛋白浓度。但不应依据患者的血红蛋白水平是否达到规定的阈值（60g/L）而输血。其应用情形可分为下述三类：①无症状且无明显合并症，此时适合观察和定期再评价。对于血流动力学稳定的慢性贫血，输血目标是使血红蛋白>70g/L。②高危，如血红蛋白水平进行性下降且近期进行过强化化疗或放疗，或无症状但有合并症（如心脏病、慢性肺病和脑血管疾病等）等，可考虑输血，输血目标是根据预防症状及需要维持血红蛋白水平。③有症状，如持续性心动过速、呼吸急促、胸痛、劳力性呼吸困难、头晕、晕厥、重度乏力妨碍工作和日常活动等，此时患者应接受输血。对血流动力学不稳定或输氧能力不足的急性失血，应及时输血以纠正血流动力学异常并维持充足供氧。

输血利弊

输血的整体目标为治疗或预防血液携氧能力的不足，以改善机体组织的供氧，维持有效的容量负荷。然而输血会导致输血相关性反应、输血相关性循环过载、病毒传播、细菌污染、铁元素过载、血栓事件以及红细胞同种异体免疫等一系列风险。输血是临床常用的治疗措施，有优点也有缺点，我们需要正确认识输血治疗，掌握输血指征，科学、安全、合理进行输血治疗以更好地促进健康。

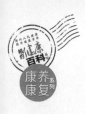

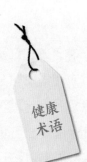

肿瘤相关贫血

肿瘤相关贫血主要是指肿瘤患者在疾病进展和／或治疗过程中发生的贫血，表现为外周血中单位容积内红细胞数减少、血红蛋白浓度降低或红细胞比容降低至正常水平以下。

（庄 莉）

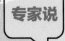

关键词

化疗 恶心 呕吐

5. 为什么肿瘤患者**化疗后**会出现**恶心、呕吐**

在肿瘤治疗过程中，化疗所致的恶心呕吐是化疗常见的伴随症状之一，发生率高达 80%，使患者对化疗产生抵触和畏惧的情绪。既影响了化疗的实施和疗效，又影响了营养的摄入，严重时甚至会导致脱水、电解质紊乱、消瘦等。那么，为什么化疗会导致恶心、呕吐？又应该如何治疗？

专家说

化疗引起恶心、呕吐的原因

1. 化疗药物会损伤人体胃肠道黏膜，导致化学物质的释放，并诱发神经冲动传递到大脑内的化学感受区和呕吐中枢，引起恶心和呕吐。

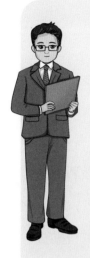

2. 血液中的药物能够直接刺激人体大脑的化学感受区，引起呕吐中枢的兴奋而导致呕吐。

3. 肿瘤所致的心理压力和焦虑、恐惧情绪均可通过大脑及脑干激发恶心和呕吐。

化疗所致的恶心、呕吐的影响因素及其分类

化疗所致的恶心、呕吐发生频率及程度取决于患者个体差异和化疗方案，根据化疗药物的种类、剂量、用法及途径而有所不同。

其分类主要包括预期性呕吐、急性呕吐、延迟性呕吐、暴发性呕吐、难治性呕吐。

化疗所致的恶心、呕吐的治疗

1. 化疗所致的恶心、呕吐以预防为主。

2. 治疗应覆盖整个风险期，如高致吐化疗方案的止吐治疗应持续至化疗治疗后 3 天。

3. 一般将化疗方案分为低度、中度、高度致吐风险，根据分级不同给予不同级别的预防性止吐方案。当前的止吐方案一般包括 5-HT3 受体拮抗剂、NK-1 受体拮抗剂、糖皮质激素、非典型抗精神病药物、多巴胺受体阻滞剂、苯二氮䓬类、丁酰苯类等。中高度致吐方案一般采用三联、四联止吐方案。

4. 积极消除其他因素，如心理、饮食、环境等。

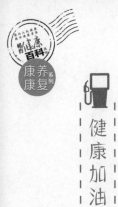

减轻化疗后恶心、呕吐的方法

1. 正确用药　遵医嘱正确使用止吐药，掌握正确用药时间，密切观察止吐药物的不良反应。

2. 合理饮食　注重膳食搭配、少食多餐、食材多样化、清淡不油腻，保持口腔卫生，可考虑饭后行生理盐水漱口，咀嚼生姜对预防呕吐也有一定作用。

3. 中医药方面　酌情给予中草药汤剂、穴位贴敷疗法等辅助治疗。

4. 心理调节　放松心情，调整心态，减轻心理负担，适量增加室外活动时间，通过心理护理、呼吸调节等方法缓解心理压力，如冥想、深呼吸练习等。

（庄　莉）

6. 为什么化疗后**白细胞、血小板、红细胞会减少**

骨髓是主要的造血器官，化疗药物会抑制骨髓造血功能，导致白细胞、血小板、红细胞降低，称为骨髓抑制，是化疗常见的药物不良反应之一。

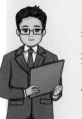

专家说

骨髓抑制的主要原因

1. **抑制细胞分裂** 化疗药物通过抑制肿瘤细胞分裂和生长来发挥作用，同时也影响正常细胞分裂，包括骨髓造血干细胞，导致白细胞、血小板、红细胞生成减少。

2. **毒性作用** 化疗药物对骨髓造血细胞具有直接毒性作用，导致造血功能受损，使白细胞、血小板、红细胞的生成减少。

3. **长期影响** 化疗药物可能会对骨髓产生长期影响，损害造血干细胞的 DNA，导致其功能受损，或者影响骨髓的稳定性，影响造血。

白细胞减少的危害

1. **免疫力下降** 白细胞是人体免疫系统的重要组成部分，如果白细胞数量过低，容易导致免疫力下降，增加感染风险。

2. **感染** 白细胞减少，患者容易受到各种细菌、病毒和真菌感染，尤其是口腔、呼吸道和泌尿系统，一旦发生感染，往往比较重。

3. **治疗推迟甚至终止** 由于感染风险增加，患者可能需要推迟或终止化疗，影响疗效。

血小板减少的危害

1. **出血** 血小板数量减少，容易导致出血，包括皮肤瘀斑、

白细胞降低 血小板降低 红细胞降低

鼻出血、呕血、咯血、血尿等。

2. 延迟甚至终止治疗 由于出血风险增加，患者可能需要推迟或停止化疗，影响疗效。

3. 需要输血 严重的血小板减少可能需要输血治疗，增加了治疗的复杂性和风险。

红细胞降低（贫血）的危害

1. 影响机体对化疗的耐受性 贫血会导致机体缺氧，加重患者症状，降低对化疗药物的耐受性会，出现其他严重不良反应。

2. 加重患者的疲劳和虚弱 患者在贫血的情况下，机体处于缺氧、疲劳和虚弱的状态，严重影响患者的生活质量。

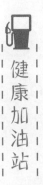

健康加油站

对于肿瘤患者来说，骨髓抑制会增加治疗风险和不适，需要密切监测和及时处理。当存在骨髓抑制时，医生通常会暂时推迟化疗，使用升白细胞、升血小板的药物或促红细胞生成素，有的患者还需要输血或使用抗生素，同时补充营养，直到血象恢复到正常值后再进行治疗。

（庄　莉）

7. 为什么结束化疗后，医生要交代患者注意**回家后**是否**腹泻**

在肿瘤治疗过程中，化疗药物在消灭肿瘤细胞的同时，也常引发一系列胃肠道反应，其可对患者的生活质量和化疗进程产生不良影响。其中，化疗相关性腹泻是肿瘤治疗相关性腹泻的一种，如果腹泻症状严重，可能会导致休克等严重后果。因此，对于化疗相关性腹泻的处理须谨慎对待，以确保患者的健康和安全。

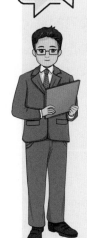

专家说

什么是化疗相关性腹泻

患者接受化疗后，若出现频繁的排便，如每天排便 3 次及以上，或呈稀水样便，且排除饮食不洁等其他原因，则应高度警惕化疗相关性腹泻的可能性。

哪些化疗药物容易引起腹泻

化疗相关性腹泻可由多种药物引起，其中较为常见的包括氟尿嘧啶、伊立替康、顺铂、卡培他滨等。在这些药物中，氟尿嘧啶和伊立替康对引发腹泻的作用尤为明显。

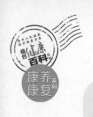

为什么会发生化疗相关性腹泻

化疗相关性腹泻的作用机制尚未完全明确，但研究结果表明，主要与化疗药物对肠道黏膜的损伤、结肠隐窝的破坏、肠道菌群的干扰等多种因素有关。

5- 氟尿嘧啶被磷酸化后，可导致小肠黏膜损伤、干扰细胞分裂引起肠壁坏死及广泛炎症，造成吸收和分泌的细胞数量发生变化，引发腹泻。

伊立替康被吸收后，经小肠羧酸酯酶转换为 SN-38，其蓄积可引起肠上皮细胞坏死，致肠道炎症细胞渗透性增加、水电解质紊乱、小肠液分泌过度。此外，UGT1 基因状态可影响药物分布和代谢，导致不同程度的腹泻。临床上可在伊立替康化疗前检测 UGT1 基因，指导用药。

出现化疗相关性腹泻该怎么办

对于 1~2 级的腹泻患者，应立即停止食用易引发腹泻的食物。建议清淡饮食、少量多餐、及时补充水分。可考虑使用止泻剂，如蒙脱石散或盐酸洛哌丁胺。

对于 2 级及以上的腹泻患者，应暂停抗肿瘤治疗，直到症状得到缓解。在下一个治疗周期中，应根据具体情况减少药物剂量。

若 1~2 级腹泻在积极处理 24~48 小时后未缓解，需要及时就医。

化疗后的注意事项

1. 选择易于消化的食物，少量多餐。

2. 不喝纯牛奶、酒，不吃辛辣刺激的食物，不吃含有咖啡因、高膳食纤维的食物。

3. 补充益生菌。

4. 及时向医生报告不适症状。

（庄　莉）

8. 为什么化疗前要
在颈部"埋"针管

　　为了保护外周血管并防止化疗药物的外渗引起输注局部皮肤坏死，肿瘤患者通常是通过中心静脉输注化疗药物。进行化疗前，必备的工作就是在颈部埋个针管，进行化疗药物的输注，为什么要在颈部穿刺？必须穿刺吗？

化疗前为什么要"埋管"

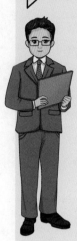

因为化疗药物一般都具有很强的刺激性，人体内的大静脉血流速度很快，可以迅速冲洗化疗药物，减少化疗药物或者其他高浓度营养物质对血管的刺激。所"埋"的针管专业名词为"中心静脉导管"，是经颈内静脉、锁骨下静脉、股静脉穿刺将导管插入到上、下腔静脉，以起到保护外周血管的作用。留置时间较短，一般为 2~4 周。每次化疗都需要重新置管。

什么是药物外渗

药物外渗是指药物漏出或渗入皮下组织，具有腐蚀作用的化疗药物外渗会引起组织坏死、腐烂，具有刺激作用的化疗药物可引起外渗部位感染、疼痛。一旦发生药物外渗，会给患者带来很多痛苦。

中心静脉导管留置期间的注意事项

1. 保持穿刺点清洁干燥，习惯每天照镜子观察自己管道情况，不要擅自撕下敷料，敷料有卷曲、松动、汗液时及时告知护士进行更换，避免穿刺部位感染。

2. 定期维护，无菌透明敷贴每 5~7 天更换 1 次，无菌纱布敷料每两天更换 1 次。出现渗血、渗液等导致的敷贴潮湿松脱、卷边或破损，应及时告知医护人员进行更换。穿刺点若有出血、疼痛、发痒等不适及其他问题时，勿自行处理，应及时与医护人员联系。

3. 根据不同的置管位置采取合理体位，如咳嗽、呕吐、坐起和躺下、蹲马桶用力时，都要用手按住置管部位。医护应告知患者及家属注意导管体外留置的长度，翻身移位时，注意保护，以防止导管滑脱。

4. 不要做剧烈动作，穿脱衣服、变换体位时防止导管牵拉、脱出。

5. 留置股静脉穿刺导管的患者，应适当活动，可在床上做下肢深静脉血栓功能锻炼操，促进下肢血液回流，防止下肢血栓形成。股静脉穿刺患者避免下肢剧烈活动，如跑步、跳绳等，避免穿刺处导管打折。

（庄　莉）

9. 为什么应用 PD-1 要注意检查 甲状腺功能

PD-1 在临床上称之为"PD-1 抑制剂"，属于一种免疫检查点抑制剂，是治疗恶性肿瘤的新型药物。属于免疫治疗的其中一种，免疫治疗共包含 PD-1、PD-L1 和 CTLA-4 三种类型。PD-1 治疗可以激活人体被肿瘤抑制的免疫系统，让机体免疫系统重新恢复抗肿瘤作用，正如前文提到的那样，免疫治疗已逐渐成为肿瘤的一线治疗推荐，为肿瘤患者带来了更长的生存获益和更少的治疗相关毒性。

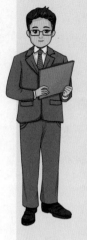

在免疫治疗的过程中，难免会发生与之相关的免疫治疗不良反应，免疫治疗相关的甲状腺疾病就是免疫治疗相关不良反应中的一种。

在 PD-1 治疗之前和 PD-1 治疗期间动态检查甲状腺功能是非常有必要的，有助于诊断是否发生了免疫相关甲状腺疾病。

免疫相关甲状腺疾病包括甲状腺功能亢进和甲状腺功能减退。不论是甲状腺功能亢进还是甲状腺功能减退都会表现出不同程度的临床症状，影响人体的正常生理功能。甲状腺功能检测可以及时诊断免疫治疗相关甲状腺疾病，并对其进行相应治疗。

严重的免疫治疗相关甲状腺疾病是 PD-1 治疗停药的指征。在患者进行 PD-1 治疗之前进行甲状腺功能检测，可以筛选出高风险人群。如果在 PD-1 治疗之前存在甲状腺功能异常的情况，这部分患者更容易发生免疫治疗相关甲状腺疾病。

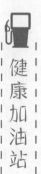

当在 PD-1 治疗期间发生免疫治疗相关甲状腺疾病时，不要过度担心，及时进行甲状腺激素的补充非常重要，动态监测甲状腺功能，可以根据甲状腺功能及时调整甲状腺激素的用量。

（庄　莉）

10. **白细胞低又发热**
怎么办

抗肿瘤治疗如化疗、放疗、靶向治疗、免疫治疗等在杀灭或抑制癌细胞的同时，对于增殖活跃的正常细胞如造血细胞也会有影响，导致白细胞减少、中性粒细胞减少。发热是白细胞减少常见的并发症之一，若不尽快处理，可能会引起继发感染，甚至危及生命。肿瘤患者白细胞低又发热该怎么办呢？

 专家说

白细胞及中性粒细胞减少的分级及处理原则

白细胞计数正常值：成人（4.0~10.0）×10^9/L，中性粒细胞绝对值正常值：（1.8~6.3）×10^9/L。

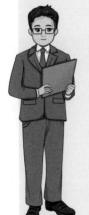

白细胞及中性粒细胞减少分为四个等级

指标	Ⅰ级	Ⅱ级	Ⅲ级	Ⅳ级
白细胞计数	(3.0~3.9)×10^9/L	(2.0~2.9)×10^9/L	(1.0~1.9)×10^9/L	<1.0×10^9/L
中性粒细胞计数	(1.5~1.7)×10^9/L	(1.0~1.4)×10^9/L	(0.5~0.9)×10^9/L	<0.5×10^9/L

注：医院检查仪器设备不同，故此数值存在偏差。

根据常见不良反应事件评价标准分级，Ⅱ级以上需要注意，Ⅲ级需要马上联系医生进行处置，Ⅳ级可危及生命。

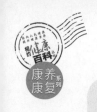

白细胞减少的表现及危害

作为免疫系统的一部分，白细胞能抵抗外来的病原体，但大部分肿瘤患者在治疗过程中可能出现白细胞减少，出现头晕、乏力、四肢酸软、食欲缺乏、低热、失眠等种种不适，继发感染，甚至出现感染性休克，中断治疗。

白细胞低又发热该怎么办

针对白细胞减少引起的发热，首要处理是升白细胞治疗，如注射人粒细胞集落刺激因子，口服药物升白细胞治疗。其次，积极寻找感染病灶，明确感染原因后使用抗生素治疗，同时可使用物理降温、退热药物缓解发热症状。应遵医嘱定期复查，密切关注血象变化，以便出现异常时，及时用药。

当出现发热，应首先联系医生。在医生指导下明确诊断，如果有明确的发热原因，就可以开始针对性治疗。如果原因不明，就需要结合更多的检查和经验性用药，来进一步评估和治疗。

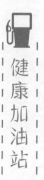

健康加油站

白细胞低下患者的居家注意事项

1. 注意口腔、会阴及皮肤的清洁卫生。

2. 保持室内空气流通，经常通风，室温、湿度适宜，应注意休息，避免疲劳，多进食高蛋白、高膳食纤维的食物。

3. 避免去公共场所，以减少感染机会，如果必须外出应戴口罩。

4. 按医嘱动态监测血常规，白细胞或中性粒细胞较低时需要根据具体情况在医生的指导下使用升白细胞药物。

5. 如果出现感冒、乏力、全身酸痛、发热等感染症状，应尽快就医，针对感染性质及时给予积极治疗。

（庄　莉）

11. 为什么**紫杉醇和顺铂**不能一天打

紫杉醇联合顺铂在乳腺恶性肿瘤、卵巢恶性肿瘤、非小细胞肺癌治疗中被广泛应用。然而，联合用药在提高疗效的同时可能会因为药物之间的相互作用或者抗肿瘤药物作用的周期特异性对化疗的疗效和毒性产生影响。所以，正确的给药顺序不仅可以增加抗肿瘤的疗效，还可以减少副作用。那么，紫杉醇联合顺铂的正确给药顺序应该是什么呢？

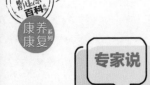

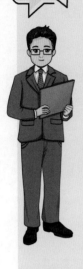

专家说 紫杉醇和顺铂的抗肿瘤原理

　　紫杉醇是一种新型抗微管药物。通过促进微管蛋白二聚体聚合并抑制其解聚而达到稳定微管的作用，从而抑制在分裂间期和有丝分裂期对细胞功能至关重要的微管网的正常动态重组。另外，在整个细胞周期和细胞有丝分裂产生多发性星状体时，紫杉醇可导致微管"束"的排列异常，影响肿瘤细胞的分裂。

　　顺铂的生化特性与双功能烷化剂相同。通过与 DNA 产生链内式链间交联抑制 DNA 合成。蛋白质和 RNA 合成也可被抑制。顺铂作用呈非细胞周期特异性。

化疗方案的给药顺序应遵循原则

　　从药学角度出发，化疗方案的给药顺序应遵循以下三原则。

　　1. 相互作用原则　化疗方案中，若药物之间存在相互作用，应注意用药顺序。

　　2. 细胞动力学原则　生长较慢的肿瘤 G0 期较多，需要先应用周期非特异性药物杀灭一部分肿瘤细胞，诱导肿瘤进入增殖期后再应用周期特异性药物。生长较快的肿瘤则相反，应先用周期特异性药物杀灭增殖期细胞，减少肿瘤负荷后，应用周期非特异性药物杀灭残存细胞。

　　3. 刺激性原则　应用非顺序依赖性化疗药物应根据局部刺激性的大小确定治疗顺序。先应用对组织刺激强的药物，后用刺激小的药物。这是由于化疗开始时静脉的结构稳定性好，药液渗出机会小，对周围组织的不良刺激也小。

紫杉醇联合顺铂的正确给药顺序及依据

基于相互作用原则，紫杉醇与顺铂联用时，如果顺铂先行使用，治疗后药 - 时曲线下面积平均最低值大于顺铂后用时候的药 - 时曲线下面积。此外，顺铂对细胞色素 P450 酶具有抑制作用，可以使紫杉醇的清除率降低 30%，这也是紫杉醇、顺铂联合给药顺序依赖性的主要依据之一。

（庄　莉　李仕娟）

癌痛患者的
症状康复

12. 为什么肿瘤患者会出现**疼痛**

肿瘤导致疼痛的原因有很多，主要包括：①肿瘤本身侵犯或者压迫了神经或者组织器官导致。②肿瘤转移到其他部位压迫或者侵犯相应的神经或者组织器官导致。③肿瘤治疗导致相应神经或者组织受损。④和肿瘤无关的疼痛，如出现颈椎病、肩周炎或者由于体质变差，伴发带状疱疹或者后遗神经痛等。

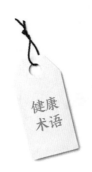
健康术语

慢性癌症相关性疼痛

慢性癌症相关性疼痛简称"癌痛"，是指由于原发肿瘤本身、肿瘤转移或者肿瘤治疗导致的疼痛。

专家说

所有肿瘤患者都会出现疼痛吗

肿瘤的每一个阶段都可能会出现癌痛，只是期别越晚，发生率越高。大约 25% 的肿瘤患者会在早期出现疼痛；正在接受治疗的患者发生癌痛的比例大约为 50%；到晚期可能 80% 以上的患者会出现疼痛症状。因此，不是所有的肿瘤患者都会出现疼痛，出现疼痛也并不意味着肿瘤到了晚期。

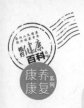

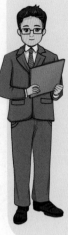

疼痛会给肿瘤患者带来哪些危害

癌痛除了会导致患者吃不下饭，睡不着觉，生活质量严重受到影响外，长期的慢性疼痛还会造成患者出现焦虑、抑郁等情绪以及自杀倾向。如果癌痛没有得到有效控制，还会导致身体素质迅速下降，影响肿瘤方案的制订和执行，从而给肿瘤治疗带来各种困难，降低肿瘤治疗效果。因此，及时有效地控制癌痛，与抗肿瘤治疗具有同等重要的地位。

（谢广伦）

13. 肿瘤治疗没有办法了再去 **关注疼痛治疗**，对吗

肿瘤治疗没有办法了再去关注疼痛治疗，对吗？

这种思想是不对的。

癌痛治疗的重要性

一方面，疼痛会导致患者吃不下、睡不着，营养摄入减少，免疫功能下降。如果没有得到及时有效的

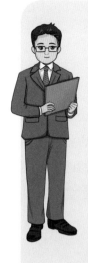

治疗，患者不但身体和心灵会遭受严重损伤，还会因为身体条件达不到后续治疗要求，从而影响治疗。

另一方面，癌痛治疗有效率较高，只要尽早接受规范化诊疗，绝大多数患者的疼痛都可以得到良好控制，不但食欲增加、睡眠质量提高，营养摄入也会加强，体质得到进一步提高，还能使一部分原本因为体质太差不能耐受肿瘤治疗的患者获得进一步治疗机会。因此，要树立"癌痛同治，止痛优先"的理念，先把疼痛控制好，再进行抗肿瘤治疗，会起到事半功倍的效果。

为什么不能通过治疗肿瘤来控制疼痛

1. 肿瘤分期越晚，癌痛发病率越高，肿瘤治疗有效率越低。大部分晚期患者，肿瘤治疗有效率可能连 20% 都不到，也就是说，想通过肿瘤治疗来控制疼痛，无效率可能高达 80% 以上。

2. 有的患者是因为神经或者骨骼已经受到肿瘤破坏导致疼痛，因此，即使肿瘤治疗有效，但神经或者骨骼无法恢复原有正常功能，疼痛也会持续存在。

3. 大约 10% 的疼痛是肿瘤治疗导致的，如化疗相关周围神经痛、放疗相关口腔黏膜炎或放射性直肠炎等。这部分患者，肿瘤治疗次数越多，疼痛症状反而越重。

只有把癌痛作为一种疾病，而不是一种症状来进行治疗，与肿瘤同时治疗，才能达到最佳治疗效果。

（谢广伦）

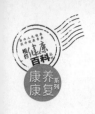

14. 如何**评估癌痛**

　　不同的肿瘤，疼痛部位和性质不一样；同样的肿瘤，不同的人对疼痛的感受程度也不一样。通过疼痛评估，在全方位了解患者疼痛情况的同时，结合体格检查和影像学检查，对癌痛作出正确诊断，并拟定癌痛治疗计划。大量临床研究表明，癌痛评估不足是导致癌痛不能有效缓解的障碍之一。

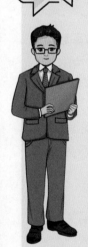

如何评估癌痛

　　癌痛评估一般遵循"常规、量化、全面、动态"的原则。

　　1. 常规评估　是指医护人员主动询问肿瘤患者有无疼痛；如果出现疼痛，患者也应该常规向医生或者护士进行反馈。

　　2. 量化评估　是指使用疼痛程度评估量表等量化标准来评估患者疼痛主观感受程度。通常使用主诉疼痛程度分级法（verbal rating scale，VRS），数字评估法（numeric rating scale，NRS），视觉模拟评分法（visual analogue scale，VAS）及 Wong-Baker 脸谱评分法等方法进行量化评估。

　　（1）主诉疼痛程度分级法：将疼痛分为 4 级。0级：无痛；Ⅰ级（轻度）：有疼痛但可忍受，能正常生活，睡眠不受干扰；Ⅱ级（中度）：疼痛明显，不能忍受，要求使用止痛剂，睡眠受干扰；Ⅲ级（重度）：疼痛剧烈，不能忍受，睡眠受严重干扰，可伴有自主神经紊乱或被动体位。此分级简单明了，但不够精确。

（2）数字评估法：让患者用 0~10 这 11 个数字描述疼痛强度，数字越大疼痛程度越重。此法容易被患者理解，便于记录，是临床应用广泛的评估方式之一。

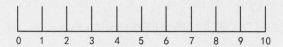

（3）视觉模拟评分法：画一条一长线（一般长为 10 厘米），一端代表无痛，另一端代表剧痛，让患者在线上最能反映自己疼痛程度之处画一个交叉线，由评估者根据患者画交叉线的位置测算其疼痛程度。

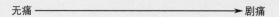

（4）Wong-Baker 脸谱评分法：根据患者面部表情来进行疼痛程度的评估，一般用于儿童和智力缺陷的成年人。

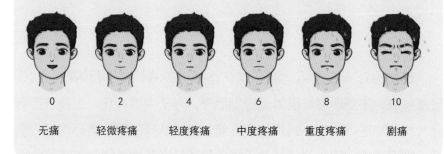

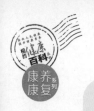

3. **全面评估** 是指对肿瘤患者疼痛病情及相关病情进行全面评估，包括疼痛病因及类型（躯体性、内脏性或神经病理性），疼痛发作情况（疼痛性质、加重或减轻的因素），止痛治疗情况，重要器官功能情况，心理精神情况，家庭及社会支持情况，以及既往史（如精神病史、药物滥用史）等。只有全面评估疼痛，才能明确疼痛的原因以及患者的总体状况，从而进行针对性的治疗。

4. **动态评估** 是指持续、动态评估癌痛患者的疼痛症状变化情况。动态评估在癌痛药物调整过程中尤其重要，不但可以根据疼痛程度进行相应药物调整，同时也可以及时发现不良反应从而进行针对性的处理。

（谢广伦　王杰军）

15. 为什么把药店的**止痛药** 吃了个遍，还是止不住疼痛

癌痛治疗一般按照疼痛强度来选择相应的药物进行治疗。对于轻度疼痛，主要选择非甾体类药物治疗；对于中度疼痛，主要选择弱阿片类药物进行治疗；对于重度疼痛，主要选择强阿片类药物进行治疗。根据国家规定，弱阿片类药物和强阿片类药物必须在有资质的医

院通过处方才能开具，药店里的止痛药物，基本上都是非处方药物，主要用于轻度疼痛或者中重度疼痛的辅助治疗。因此，如果是中重度疼痛，药店里售卖的药物一般控制不佳，需要到医院开具用于中重度疼痛的阿片类药物。

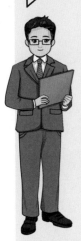

非甾体类抗炎药如何分类

非甾体类抗炎药（non steroidal antiinflammatory drug，NSAIDs）与甾体抗炎药（糖皮质激素）是相对而言的，具有抗炎和镇痛的双重作用，是癌痛治疗的一阶梯用药和基本药物之一。非甾体类抗炎药分为选择性 COX 抑制剂和非选择性 COX 抑制剂，常用于缓解轻度疼痛和炎性疼痛，或与阿片类药物联合用于缓解中度疼痛和重度疼痛。非选择性 COX 抑制剂包括布洛芬、双氯芬酸、吲哚美辛等。选择性较高的 COX-2 抑制剂称为特异性 COX-2 抑制剂，如塞来昔布、依托考昔等。

长期应用非甾体类抗炎药可能出现哪些不良反应

短期应用非甾体类抗炎药一般比较安全，很少出现严重不良反应，但若长期应用可能会出现一系列相关不良反应，主要包括以下几点。

1. 消化道损伤　诱发和加重急性出血性胃炎和消化性溃疡，尤其是既往有胃十二指肠溃疡病史，可使溃疡复发或诱发溃疡出血。

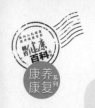

2. 心血管系统损害 如水钠潴留性高血压、水肿、偶见充血性心力衰竭等。

3. 肾脏损害 对于肾功能或心血管循环受损的患者，非甾体类药物可以进一步增加肾脏受损和急性肾衰竭的风险。

4. 肝功能损害 长期应用有导致肝脏损伤的风险，如转氨酶升高等。

5. 与其他抗凝药合用 可增加出血风险。

应用非甾体类抗炎药有哪些注意事项

1. 具有"天花板"效应，即到达一定剂量后，即使增加剂量，也不能增加镇痛效果，反而会增加不良反应。

2. 由于长期应用非甾体类抗炎药有一定风险，因此不推荐长期应用。如果需要长期应用，建议定期复查血常规、肝功能、肾功能，必要时联合胃黏膜保护剂减少胃肠道损伤。

3. 如果一种非甾体类抗炎药效果不佳，可以尝试改用另外一种，但不建议同时应用两种或者两种以上。

4. 为减少不良反应的发生率，对于长期应用非甾体类抗炎药或者对乙酰氨基酚等药物，不建议超过最大推荐剂量。例如对乙酰氨基酚每天不超过 3 克，塞来昔布每天不超过 0.4 克，布洛芬每天不超过 2.4 克。

（谢广伦 王杰军）

16. 为什么说**阿片类药物**是癌痛治疗的主要药物

关键词

与非甾体类药物相比，阿片类药物具有镇痛效果强大，没有"天花板"效应，随着剂量增加镇痛效果相应增加，对胃肠道、肝肾功能以及血液系统没有器质性损伤的特点。因此，是癌痛治疗尤其是中重度疼痛治疗的主要药物。

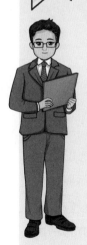

专家说

阿片类药物的分类及常用药物有哪些

阿片类药物是中重度癌痛治疗的首选药物，根据镇痛强度可分为：①弱阿片类，用于轻至中度急慢性疼痛和癌痛的治疗，如可待因、曲马多等。②强阿片类，用于全身麻醉诱导和维持的辅助用药以及术后镇痛和中重度癌痛、慢性癌痛的治疗，如吗啡、氢吗啡酮、羟考酮、舒芬太尼、美沙酮、芬太尼等。

目前，临床上常用于癌痛治疗的短效阿片类药物有吗啡片、羟考酮胶囊等；长效阿片类药物有吗啡缓释片、羟考酮缓释片、氢吗啡酮缓释片、芬太尼透皮贴剂等。对于慢性癌痛的治疗，推荐选择阿片受体激动剂类药物。

阿片类药物 自控镇痛

阿片类药物有哪些给药途径

给药途径是影响止痛药物效果的因素之一，由于给药途径不同，其生物效能不同，产生镇痛作用的效果、维持时间、起效时间和使用的难易程度均不同。

给药途径主要分为微创和无创两大类，无创给药方式主要包括口服给药、经皮肤给药、直肠给药等；微创给药方式包括皮下注射给药、肌内注射给药、静脉给药、介入途径给药（如硬膜外或鞘内给药）等。

长期使用阿片类止痛药时，可以根据患者的具体情况，若消化道功能正常，可优选口服给药途径，若消化吸收功能不佳，可选用透皮吸收途径给药，也可临时皮下注射用药，必要时可自控镇痛给药或介入途径给药。

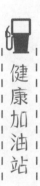

哌替啶不推荐用于癌痛治疗

由于哌替啶止痛效果不如吗啡，持续时间也较吗啡等强阿片类药物短，同时反复肌内注射局部刺激大，且血药浓度不稳定，同时代谢产物还有毒性反应。因此，目前哌替啶已经被吗啡、羟考酮、氢吗啡酮等药物取代，不推荐用于癌痛治疗。

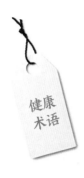

患者自控镇痛

患者自控镇痛是指医护人员根据患者疼痛程度和身体情况，利用自控镇痛设备预先设置镇痛药物的剂量，再交由患者实现疼痛"自我管理"的疼痛治疗技术。

（谢广伦　王杰军）

如何做好肿瘤全程管理

17. **疼痛**尽可能忍着，药物能少吃就少吃，**免得成瘾**，对吗

有些肿瘤患者及家属认为，出现癌痛要尽可能忍着，药物能少吃就少吃，怕出现药物成瘾，这其实是错误的思想。因为长期的慢性疼

痛，在给饮食、睡眠造成严重影响的同时，还会导致免疫力降低，从而对肿瘤治疗造成严重影响。所以，尽早把癌痛控制好，不但可以让患者的饮食和睡眠情况得到改善，还能够增强免疫力，在提高生活质量的同时，更有利于后续肿瘤的治疗。

吗啡等止痛药物用得越来越多，是成瘾吗

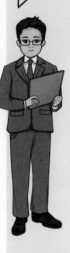

癌痛患者为了止痛而规范化应用止痛药物，发生成瘾的概率非常少。止痛药物用得越来越多，其原因有以下两点：①发生阿片类药物耐受，是指随着使用阿片类药物时间延长，身体对药物产生了适应性，需要增加药物剂量才能达到原来的止痛效果，这是阿片类药物的特性。②随着肿瘤的进展，疼痛加重，不得不增加药物剂量才能使疼痛得到控制。

什么是药物成瘾

世界卫生组织对药物成瘾的定义：药物与机体相互作用所造成的一种精神状态，有时也包括身体状态，表现出一种强迫性连续定期用该药物的行为和其他反应，为的是要去感受它的精神效应，或为了避免由于断药所引起的不舒适。

什么是阿片类药物耐受

阿片类药物耐受是指在无疾病进展的前提下需要不断增加阿片类药物剂量的现象。表现为镇痛效果降低，需要不断增加阿片类药物剂量才能保持同样的镇痛效果。按照美国食品药品监督管理局的定义，阿片耐受是指至少连续服用一周的阿片类药物，每日总量超过口服吗啡 50 毫克、羟考酮 30 毫克、氢吗啡酮 8 毫克、羟吗啡酮 25 毫克或芬太尼贴剂每小时剂量 25 微克，以及其他等效药物。

（谢广伦）

18. "阿片药物"无极限，所以只要**止不住疼痛**，加量就可以了，对吗

　　如果疼痛不能得到控制，增加药物剂量就可以，这种说法对吗？不对！

专家说

　　一方面，疼痛控制不住，需要查找疼痛的原因然后针对原因进行治疗，而不是盲目增加止痛药的剂量。另一方面，临床应用最多的是非甾体类止痛药物（如布洛芬等）和阿片类止痛药。非甾体类止痛药具有天花板效应，到达一定剂量后再增加剂量，不但止痛效

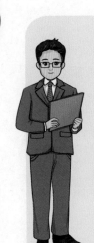

果不会增加，不良反应还会相应增加。阿片类止痛药没有天花板效应，随着用药剂量的增加，阿片类药物的止痛效果会相应增强，但阿片类药物的不良反应尤其是便秘的发生率以及严重程度也会相应增加，从而带来更加严重的不良反应，使患者难以承受。更重要的是，长期大剂量应用阿片类药物，会降低肿瘤患者的免疫功能，降低生活质量，对后续肿瘤治疗带来负面影响。

阿片类药物有哪些不良反应

阿片药物常见的不良反应有便秘、恶心呕吐、瘙痒、过度镇静、呼吸抑制、尿潴留、谵妄等。

阿片类药物的各种不良反应是在临床上遇到的常见问题，也是在临床工作中阻碍阿片类药物规范使用的重要因素之一。如果处理不恰当，可能导致患者对治疗药物的抗拒，降低患者的依从性，影响下一步治疗，严重时甚至可能危及患者生命。同时也会让临床医生对阿片类药物望而却步，导致了阿片类药物使用的不规范。因此，应重视阿片类药物的不良反应，并且积极预防和治疗。

如何减少阿片类药物不良反应的发生

1. 让患者明白，应用阿片类药物后发生相关不良反应是不可避免的。但大多数不良反应都是功能性的，不会导致器质性损伤（如肝功能、肾功能异常）。

2. 对患者及其家庭成员进行健康教育，这对阿片类药物不良反应的防止尤为重要。

3. 大多数不良反应都是可预期的，因此应该注重预防。在初次使用阿片类药物时应从小剂量用起，规范应用。

4. 患者的不良反应可能来自阿片类药物，也可能来自其他治疗（如化疗等）或肿瘤本身。因此，需要排除其他导致类似不良反应的因素。

5. 除便秘外，阿片类药物的其他不良反应均会随时间逐渐减轻。为减轻阿片类药物的不良反应，可联合使用非阿片类药物和非药物治疗方法，从而减少阿片类药物的剂量。如果不良反应持续存在，可考虑在疼痛控制的前提下，更换为其他阿片类药物。

6. 如果不良反应经预防和处理后持续存在，可以考虑应用微创镇痛（如鞘内镇痛等），在加强止痛效果的同时，减少阿片类药物剂量，从而减少不良反应的发生。

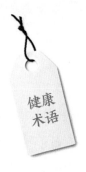

健康术语

便秘

便秘是指排便次数减少，同时排便困难、粪便干结。正常人每日排便 1 次或 2 次，或 1~2 日排便 1 次，便秘患者每周排便少于 3 次，并且排便费力、粪质硬结、量少。便秘是常见的症状，约 1/3 的患者会出现，严重影响生活质量。

（谢广伦）

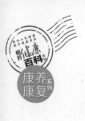

19. 药物治疗效果不好，
还有其他**止痛方法**吗

　　药物可以使 80% 癌痛患者的疼痛得到缓解。但有 20% 的患者，药物治疗效果不佳，或者不能耐受不良反应。这些患者还可以采用微创镇痛的方式缓解疼痛，例如患者自控镇痛、神经毁损、鞘内镇痛等。

专家说

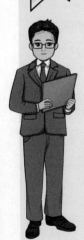

自控镇痛的优缺点

　　1. 优点　与传统给药方式相比，自控镇痛具有给药个体化、血药浓度稳定、用药更精确的特点，患者满意度更高，医护人员工作量也明显降低，目前在癌痛治疗上得到了越来越广泛的应用。

　　2. 缺点　与口服相比，相对复杂，需要专用的镇痛装置和输液通道，医护人员需要进行一定培训。

神经毁损的优缺点

　　1. 优点　与药物治疗相比，神经毁损技术主要是阻断相应疼痛部位的神经根、神经丛或者神经节的传导，一般通过微创方式进行，具有靶向性强、镇痛效果好、并发症和死亡率低、可重复性强的特点，更加精确有效。

2. 缺点　技术壁垒高，需要进行专门的技术培训。若适应证把握不佳，或者技术掌握能力不足，有造成其他神经损伤或者穿刺并发症风险（如出血、气胸等）。为提高成功率，降低并发症，需要在专用设备（如超声、CT等）引导下进行。

神经毁损适合哪些癌痛患者

神经毁损适用于癌性神经痛（如肿瘤转移导致的三叉神经痛、肋间神经痛、会阴痛以及化疗的周围神经病变等）或者癌性内脏痛（如胰腺癌、胆管癌等导致的上腹痛或宫颈癌、结直肠癌导致的下腹痛等）。如果选择得当，可以在不加重患者功能障碍的同时，大大减轻其疼痛，减少阿片类药物的剂量，并减轻相应不良反应。

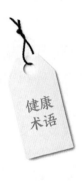

健康术语

神经毁损

神经毁损是指采用手术或微创方式切断或部分切断，以及采用化学或者物理方式阻断相应脑神经、脊神经、交感神经以及各类交感神经节等传导功能，最终达到镇痛的目的。

（谢广伦）

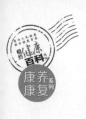

20. 只有在药物没有效果的情况下才用**微创镇痛**，对吗

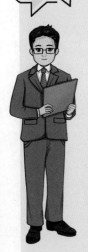

药物治疗具有使用方便、镇痛效果强的优点，如果规范化使用，可以让约 80% 的患者疼痛得到良好控制。但约 20% 的患者通过药物治疗后，疼痛依然控制不好，或者难以耐受不良反应。这部分患者进行微创镇痛治疗，可能会使疼痛得到更好的控制。

专家说 并非药物治疗无效才能使用微创治疗

与药物治疗相比，微创镇痛具有精准镇痛（靶向镇痛）、创伤性小、镇痛效果好、不良反应可控的特点，一方面对药物效果不佳的患者可能有效，另一方面，如果有适应证，越早使用微创治疗，不但疼痛能够得到更好控制，而且能够大大减少止痛药物的剂量，从而减轻其不良反应，提高生活质量。因此，如果预期患者微创治疗效果更好或不良反应更少（如胰腺癌腹痛患者行腹腔神经丛毁损），或预期后续肿瘤治疗效果不佳，疼痛会进一步失去控制，可以在身体条件允许的情况下尽早实施微创治疗（如鞘内镇痛）。

既往研究证明，如果有微创镇痛适应证，越早应用，不但止痛效果更好，还能够大大减少阿片类药物的应用，并减轻其不良反应，在进一步提高生活质量的同时，还可能延长生存时间。因此，如果有适应证，越早进行微创镇痛治疗，患者获益越大。

（谢广伦）

21. 腹腔神经丛毁损术
适合哪些患者

腹腔神经丛毁损术的适应证主要是癌性上腹痛患者，特别是对于胰腺癌、胆管癌、胃癌或者其他肿瘤腹膜后转移导致的癌性上腹痛。

专家说

癌性内脏痛的特点

癌性内脏痛是肿瘤患者常见的疼痛类型之一，多由腹盆腔肿瘤，如胰腺癌、胃癌、结直肠癌、宫颈癌等导致。一般为深部钝痛或者绞痛，常定位模糊并伴有牵涉痛，大多表现为持续性疼痛伴阵发性加重。常伴有自主神经反射症状，如大量出汗，恶心、呕吐，心率、血压改变等。还有一部分患者出现强迫体位（如只能弯腰侧躺等）。

由于胃肠道肿瘤常伴有恶心、呕吐等症状，而且容易导致阿片类药物消化吸收障碍，因此口服阿片类药物受到一定限制。另外，癌性内脏痛属于阿片类药物反应不敏感性疼痛，往往需要更大剂量才能控制，但剂量增加会导致相应不良反应增加，从而给治疗带来更多困难。

为什么腹腔神经丛毁损可以治疗癌性上腹痛

腹腔神经丛是最大的内脏神经丛，位置比较固定，一般位于第 12 胸椎与第 2 腰椎之间的腹主动脉前方、腹腔干下方和肠系膜上动脉上方之间的区域，负责从胃到横结肠上腹部内脏的疼痛信号向脊髓和大脑传导。因此，如果应用细穿刺针将神经毁损药物（如无水酒精等）注射到这个区域，就可以毁损腹腔神经丛，将疼痛传递信号阻断，使上腹部疼痛得到良好控制。对于经验丰富的医生，还可以通过联合瘤体内毁损药物注射，在控制疼痛的同时，使肿瘤得到控制，起到一举两得的效果。

腹腔神经丛毁损治疗癌性上腹痛的优势

与药物治疗相比，腹腔神经丛毁损具有精准止痛、有效性高、持续时间长、创伤小和安全性好的特点，必要时还可以联合瘤体内药物注射，让肿瘤得到进一步缩小。既能提高止痛效果、减少阿片类药物剂量从而减少相关不良反应，又能起到减瘤的效果。

腹腔神经丛毁损的不良反应

在影像学引导下，尤其是 CT 引导下行腹腔神经丛毁损，一

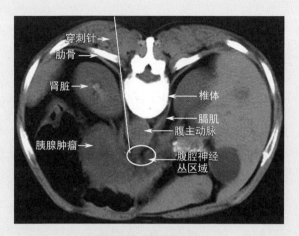

穿刺针 →
肋骨 →
肾脏 →
椎体 ←
膈肌 ←
腹主动脉 ←
胰腺肿瘤 →
腹腔神经
丛区域 ←

腹腔神经丛毁损示意图

般比较安全，发生严重并发症的风险较低。常见不良反应如下。

1. 一过性低血压 发生率为20%~40%，腹腔神经丛毁损后，由于内脏交感神经一并被阻滞，腹部血管扩张后相对血容量不足，导致一过性低血压。术中和术后对症处理即可。

2. 腹泻 据统计发生率为10%~44%。由于交感神经阻滞后，肠道运动加快所致。一般症状较轻，时间比较短暂，2~3天即可消失。轻症患者可暂时观察，对于腹泻严重患者，可在补液的同时，给予洛哌丁胺、山莨菪碱或者奥曲肽等对症处理。

3. 醉酒症状 多见于年老体弱或者既往对酒精敏感的患者，因酒精吸收入血导致。一般不需要特殊处理即可自行恢复。有恶心、呕吐者对症处理即可。

4. 穿刺不当造成的损伤 穿刺针损伤肺部可导致气胸；损伤肾脏或输尿管可导致血尿；损伤腹主动脉或其他动脉可导致异常出血。由于是在CT引导下进行穿刺，发生率较低，小于2%。若严格按照规定操作，一般均可避免。

什么时候应用腹腔神经丛毁损比较合适

该技术治疗有效率高，治疗风险低，严重并发症少见。有研究表明，对于不能切除的胰腺癌伴癌性腹痛患者，在应用弱阿片类药物（如曲马多等）止痛时就采用腹腔神经丛毁损技术，比在大剂量止痛药物无效时才采用这种技术，镇痛效果更佳，使用阿片类药物的剂量更少，生活质量更高。因此，综合考虑患者的获益与风险，推荐应在癌痛患者病程早期尽早实行该技术。

（谢广伦）

22. 鞘内镇痛适合
哪些癌痛患者

鞘内镇痛又称"蛛网膜下腔镇痛"，是指将阿片类药物（如吗啡）通过一定装置直接注射到蛛网膜下腔，通过脑脊液循环作用到脊髓或者脑部，从而达到更好止痛效果的一种镇痛方式。

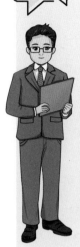

鞘内镇痛的优点

　　由于吗啡等阿片类药物主要是在脑部或者脊髓发挥镇痛作用，因此，通过鞘内镇痛，可以大大提升阿片类止痛药物的效果，并且减少其不良反应的发生。理论上，1毫克吗啡注射到蛛网膜下腔，可以达到口服300毫克吗啡的止痛效果，且不良反应更轻。

鞘内镇痛适合哪些癌痛患者

　　鞘内镇痛具有止痛效果好、不良反应轻的特点，特别适用于以下癌痛患者。

　　1. 止痛药物剂量过大，如每天口服吗啡的剂量>200毫克，或每天口服羟考酮的剂量>100毫克。

　　2. 每天口服吗啡剂量没有达到200毫克，但对阿片类药物相应不良反应（如恶心、呕吐、便秘等）难以耐受。

　　3. 目前口服阿片类药物剂量不大，但肿瘤治疗效果不佳，预期后续阿片类药物剂量越来越大，相应不良反应越来越重。为更好提高止痛效果，或避免后续出现合并症（如感染、血小板减少等）导致无法行鞘内镇痛，可提前行鞘内镇痛治疗。

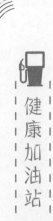

目前，鞘内镇痛有两种方式，一种是全植入式，一种是半植入式。

全植入式的镇痛导管、药盒以及驱动装置均埋置在体内，外面没有任何其他装置，洗澡、活动均不受影响，感染风险相对较低，维护方便，可提高患者的生活质量，但价格昂贵。适合于经济条件好，预期生存时间半年以上的患者。

半植入式镇痛导管头端和全植入式一样，在蛛网膜下腔，尾端与埋置在皮下的输液港相连，通过蝶形针与外接驱动装置和药盒连接。与全植入式相比，半植入式在洗澡、活动时会受到一定影响，维护和护理相对麻烦，但价格便宜，仅仅为全植入式的 1/10 左右，因此更适合于经济条件一般或者预期生存时间相对较短的患者。具体如何选择，需要患者及家属根据经济条件、预期生存时间以及一般状况等情况决定。

（谢广伦）

三

肿瘤患者的
心理干预

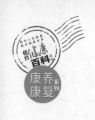

23. 为什么肿瘤患者需要进行
心理康复

关键词

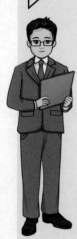

心理痛苦　心理康复

肿瘤不仅对患者的身体健康造成影响，还会给患者及其家人带来心理痛苦，这一影响常延续至康复期。很多患者在肿瘤治疗过程中经历一系列情绪和心理问题，包括失眠、焦虑、抑郁以及创伤后应激障碍等，这些问题严重影响患者的康复。

专家说

什么是心理康复

心理咨询和心理治疗是有效的手段，可以帮助患者缓解心理痛苦，解决问题，并实现生活目标。心理咨询注重于提供针对外在行为的短期帮助，而心理治疗则更深入、更长期，致力于解决患者内在的心理问题。

心理康复何时介入

心理康复在早期阶段发挥关键作用，有助于及时管理心理痛苦，防止情绪问题进一步恶化。通过早期的心理康复，患者可以避免严重的焦虑和抑郁，同时提高自我照护水平，促进产生更好的康复结果。此外，良好的心理状态还有助于与肿瘤科医生更加顺畅和良好的沟通，促进治疗计划的执行。

心理康复对肿瘤的作用

心理康复的实施方式多种多样。心理咨询通常专注于解决特定问题，如适应疾病、应对悲伤和压力。而心理治疗则更为全面，可以帮助处理广泛的心理健康需求。认知行为疗法专注于改变导致心理健康问题的思维和行为，对于应对肿瘤患者的抑郁、焦虑、疼痛和疲劳等问题具有积极效果。支持性心理治疗采用灵活的方法，满足人们不断变化的需求，包括支持性表达、意义中心心理治疗等。

在心理康复过程中，个性化的方法和综合性的支持将有助于患者更好地应对心理挑战，提高生活质量，促使更好的康复结果。

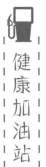

健康加油站

心理状态可以通过心理痛苦温度计来进行评估，选择大于 4，说明存在心理痛苦，提示需要进行心理康复。

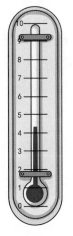

极度痛苦

没有痛苦

心理痛苦温度计

（何　毅）

24. 为什么**服用精神科药物**
来治疗肿瘤相关症状

关键词

精神科药物 肿瘤症状

肿瘤及其治疗往往会引发肿瘤患者一系列症状，如疼痛、疲乏、恶心、呕吐等。特别是在面对严重或难治的症状时，这些不适对患者的身心健康造成痛苦的影响。在处理这些令人痛苦的症状时，医生经常会考虑使用一些精神科药物。然而，患者可能会质疑"为什么医生要给我开精神科药物，难道我有精神疾病吗？"

为什么精神科药物可以处理肿瘤症状

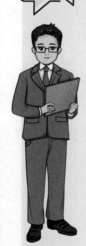

肿瘤引起的症状往往以一组症状群的形式出现，如疼痛是最让患者痛苦的症状。患者通常伴随失眠、烦躁等问题，而这些症状又会进一步加重疼痛的感觉，形成恶性循环。因此，精神科药物，如睡眠药物和抗焦虑药物，可以处理这些伴随症状，打破这种恶性循环。此外，一些抗抑郁药物因其直接作用于中枢神经系统，具有直接的止痛作用。

精神科药物如何使用

精神科药物用于处理肿瘤相关症状时应该遵循"按需治疗"和"小剂量滴定"的使用原则。"按需用药"即患者出现症状时使用，症状改善后尽快减量停药。"小剂量滴定"指的是从最小剂量开始使用，根据治疗效果逐渐增加剂量。在使用过程中，监测精神科药物的不良反应，并进行治疗获益与不良反应的动态监测。在医生指导下规范使用精神科药物是安全的，药物依赖的风险也很小。

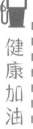

健康加油站

服用精神科药物与患了精神疾病是一回事吗

在使用精神科药物时，需要明确一点，患者服用这些药物并不代表他们患有精神问题。医生通常会明确告知患者，这些药物是为了处理与症状相关的问题。

此外，还有一个常见的误解，吃了精神科药物会不会导致精神疾病。事实上，这是肯定不会的，而且通常使用的精神科药物剂量较小，使用时间相对较短。

（何　毅）

25. 为什么肿瘤患者
越想放松越焦虑

当肿瘤患者在感到焦虑时，往往被建议"要放松！"然而，有时情况却恰恰相反。患者越是努力尝试放松，越会发现焦虑状况并未改善，反而变得更为严重。那么，这是为什么呢？

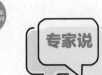

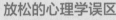

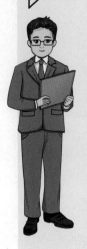

专家说 放松的心理学误区

误区 1：一点紧张焦虑都不能有。患者经常会误以为放松意味着完全消除紧张和焦虑，而事实上，紧张是正常的生理反应。不应期望自己完全摆脱紧张，而是要学会更好地应对和管理。

误区 2：一出现紧张焦虑，就要想办法赶走它们。有些患者强烈想要摆脱焦虑可能导致适得其反，使焦虑感更为强烈。对焦虑的过度抗拒可能会让情绪更加低落。

误区 3：放松不下来是方法不对。有些患者认为，无法迅速达到放松状态是因为他们选择的方法不正确，实际上每个人的放松方式都可能不同，需要找到适合自己的方法。

应该如何放松

方法 1：紧张 - 放松法。放松训练特别强调的一点是，如果想要放松，首先要做到体验紧张，最简单的方法是握紧拳头，越紧越好，10 秒钟后松开，自然就能体验到放松的感觉。

方法 2：延迟处理法。对于引起焦虑的想法、情绪，如担心肿瘤复发，不是要立即去处理，而是设定一个特定的时间来专门处理这些担忧。这类似于去健身房锻炼身体，都会设置一个专门的时间，而在其他时间想到锻炼身体很重要时，不会立即去锻炼，而是会告诉自己"我已经安排了锻炼时间！"

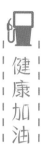
渐进式肌肉放松的步骤

按上述紧张 - 放松的方法逐步进行全身各部位肌肉的放松，通常顺序为双手、双肩、双眼、脸部、颈部、腹部、臀部、大腿、小腿、双脚，在此基础上可以进一步细化到更精细的部位。

（何　毅）

26. 为什么肿瘤患者总是 担心会复发

每位肿瘤患者都会陷入"我会不会复发""复发了怎么办"等困扰中，即使医生告知病情目前得到了很好的控制，患者也难以摆脱忧虑。

什么是复发担心

复发担心是指害怕、担心或关注肿瘤可能在身体的同一部位或另一部位复发或进展。复发担心通常包括两种类型：①担心复发会让患者做好准备；②对于复发的担忧会导致病情进一步加重。

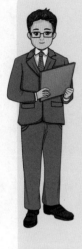

面对复发担心，我们应该如何做

注意力训练 拿出一张纸和一支笔，写下当前环境中你能看见的 10 样东西以及听到的 5 种声音，并且加上形容词（如白色的窗帘，轻松的音乐声）。之后，回答一个问题：在写的时候，是否还有关于肿瘤复发的担忧？

这种训练的目的不是分散注意力，而是让患者对自己的想法有更多的控制以及觉得什么时间去想。因此，当令人不安的想法发生时，注意力训练会让患者减少对它们的关注。

还需要注意什么

1. 想什么不重要，但对这些想法的反应很重要。

2. 担心复发时问自己："当我感到担心的时候进入脑海中的第一个想法是什么？"这个想法也许是你最关注的，并根据这个想法进行价值澄清，也就是探索自己真正担心的是什么。

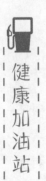

健康加油站

白 熊 练 习

闭上眼睛，告诉自己："我绝对不能想一只白色的熊！如果想到一只白色的熊就糟糕了！"这时候你会发现，一只白色的熊会越来越清晰地出现在脑海中。

实际上，我们对于肿瘤复发的担忧也是如此，因此，面对这种担忧，抑制和对抗这些想法往往会适得其反，应该允许自己对出现的负面想法不做任何反应。

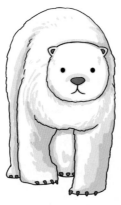

一定不能想白色的熊

（何　毅）

27. 为什么肿瘤患者道理都懂 但还是**感到痛苦**

肿瘤患者往往在心理上经历着痛苦，而更令人困扰的是，周围的人总是告诉他们"要保持良好的心态""不要担心，没事的，现在医学进步很快的"。虽然这些道理患者都明白，甚至在劝说他人时也能说得头头是道，但为什么明明理智上了解了这些，但仍然感到无法摆脱痛苦呢？

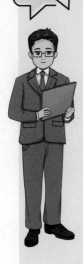

什么是痛苦

痛苦是一种与心理、社会、灵性和/或躯体上的多重因素相关的不愉快体验，可能会干扰患者有效应对肿瘤、躯体症状以及治疗的能力。痛苦是一个连续谱，从正常的情感体验，如悲伤、恐惧等，一直延伸到严重的问题，如抑郁、焦虑、惊恐发作、社会隔绝以及存在性危机和灵性危机。

为什么道理都懂，但还是感到痛苦

这是因为痛苦是情感和感受层面，而理智讲道理是认知层面，它们是两个不同的维度。当一个人处于情绪中时，再正确的道理也无法奏效。因此，需要从认知层面转移到情感/感受层面。

如何从认知层面转换到情绪/感受层面

将情绪和感受想象成天空中的云，接受它们就在那里，不要对它们做出反应，也不要试图摆脱它们，而只是看着、感受着，就像看天上的云一样，我们唯一能做的事情是观察它们，感受它们的存在，记录下自己的情绪和感受，不做其他任何事情。这种方法有点类似于放下对云的期望，因为无论我们如何努力，都无法改变云的形状和飘动方向。

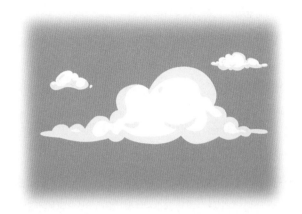

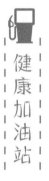

健康加油站

上面的这种方法称为"超越的正念"。超越的正念是一种对待内部事件（如思想或感觉）的意识状态，没有任何判断、反应或抑制。

（何　毅）

28. 为什么一看见做化疗的护士就**恶心想吐**

恶心呕吐是化疗药物常见的不良反应之一，其中有一种情况比较特殊，被称为"预期性恶心呕吐"。这种恶心呕吐常常被一些与化疗相关的线索所诱发，如有的病友进入病房或闻到医院的气味就会感到恶心；有的病友甚至在听到化疗药的名字或看到与化疗药水相同颜色

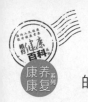

的东西时就会出现恶心的感觉。

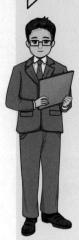

预期性恶心呕吐的发生机制

预期性恶心呕吐的发生机制与条件反射有关。前一次化疗导致严重的恶心呕吐，大脑中形成相应的条件反射。随着前几次化疗后恶心呕吐的加重，预期性恶心呕吐的发生就会越为频繁。当与化疗相关的线索，如医院环境、气味、化疗药名等与恶心呕吐同时出现时，大脑就会建立连接，当再次接触这些线索时，恶心呕吐的感觉就会随之发生。

出现了预期性恶心呕吐怎么办

对于轻度的预期性恶心呕吐，推荐行为治疗，例如肌肉放松训练、系统脱敏、冥想训练等。患者可以自己进行简单的行为治疗，如准备一根橡皮筋套在手腕上，当出现条件反射时用橡皮筋轻弹手腕，通过轻度的痛觉刺激打断条件反射。

对于严重的预期性恶心呕吐，常规的止吐药物效果较差，可能需要辅助精神科药物或心理治疗来缓解，患者应及时寻求精神科及心理医生的帮助。

此外，冥想训练也是一种有效的方法，通过引导患者放松身体，集中注意力，可以帮助缓解预期性恶心呕吐。

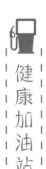

健
康
加
油
站

冥 想 训 练

"请找一个舒适的姿势坐着或者躺下，任何姿势都可以，只要身体没有一个部位出现紧绷的感觉……"

"慢慢地吸气，感受温暖、新鲜的空气流入我们的身体，让我们的身体变得充满力量……"

"慢慢地吐气，想象身体里的污浊之气排出体外，让我们的身体变得轻盈……"

"请跟随我的声音将注意力放在身体的某个部位，慢慢地，将我们的注意力放在双脚，脚趾放松，脚掌放松，脚踝放松……"

"请再放慢节奏，一步一步，直到身体的每个部位都得到放松……"

（何　毅）

关键词

抑郁　药物治疗

29. 为什么有些肿瘤患者需要服用**抗抑郁药**

　　抑郁的概念涵盖了从日常生活中某种持续的情绪状态到精神病学上的抑郁症。抑郁是一个连续的过程，从正常适应到出现心理痛苦的症状，再到抑郁症，程度越来越重，痛苦越来越深。

三　肿瘤患者的心理干预 | 235

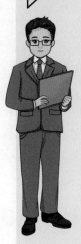

专家说 抑郁状态的不良后果

肿瘤患者出现抑郁状态可能导致多种不良后果，包括以下几点。

1. **生活质量降低**　抑郁会让患者难以享受日常活动，降低整体生活满意度。

2. **对前途感到悲观失望**　抑郁使患者失去对未来的希望和信心。

3. **对生活失去乐趣**　以前感兴趣的活动和爱好不再吸引患者，导致生活乐趣减少。

4. **住院时间延长**　抑郁可能导致患者的身体状况恶化，从而延长住院时间。

5. **影响康复效果**　抑郁会影响身体康复的进程。

6. **增加医疗费用**　由于住院时间延长和康复效果受到影响，导致医疗费用增加。

7. **治疗依从性降低**　抑郁患者可能对治疗计划缺乏积极性，导致依从性降低。

8. **对治疗失去信心**　对治疗过程和效果失去信心，影响抗肿瘤治疗效果。

9. **可能出现自杀观念和行为**　严重的抑郁状态可能导致患者产生自杀的念头或行为。

什么患者需要使用抗抑郁药

抑郁对肿瘤患者的影响深远，及早识别并进行有效治疗是至关重要的。轻度抑郁可以通过心理治疗来单独处理，但疗程较长，见效慢，需要不断评估患者的状态。如果心理治疗无效，及时进行药物治疗是必要的。对于中重度抑郁，药物治疗为主，心理治疗为辅，因为必须迅速改善患者的抑郁状态，而心理治疗效果不会立即显现。

抗抑郁治疗会影响抗肿瘤治疗吗

抗肿瘤治疗时合并使用抗抑郁药是安全的。在使用抗抑郁药时，对于体质较弱的患者，要注意恶心呕吐的风险。此外，抗抑郁药不仅可以治疗抑郁，还可以应用于治疗肿瘤的其他症状，如辅助治疗神经病理性疼痛、瘙痒和潮热等。

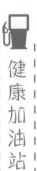

健康加油站

抗抑郁药的作用原理

抑郁症患者大脑内 5- 羟色胺、去甲肾上腺素（可以使情绪维持在较高水平的神经递质）等浓度过低，使其活力值大大受损。抗抑郁药物就是通过不同的机制调节这些神经递质的浓度水平，保持平衡，从而发挥抗抑郁的作用。

（何　毅）

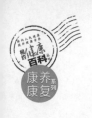

30. 为什么得了肿瘤后患者总跟家人**发脾气**

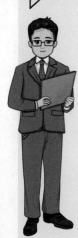

关键词

家庭关系 共情理解

当一个家庭中突然出现肿瘤患者时，会打破原有的家庭生活秩序，每一位家庭成员都会发生一些心理上的变化。面对这一突发事件，我们该如何应对呢？

专家说

为什么患者会跟家人发脾气

患者与家人之间存在一个容易被忽视的问题——家人在关注患者病情的同时，忽视了患者自身的感受。作为患者，一定会非常关心自己的病情，特别是在承受着各种痛苦的情况下。他们期盼着医生能够早日帮助自己摆脱痛苦；并且想知道，每一个治疗步骤对病情的意义。因此，患者本身会很焦虑，也会有很多的疑问；而这时家人的注意力更多地集中在病情发展上，忽视了患者的心理感受。

此外，来自家人的"积极正向思考"的压力可能会导致患者的恐惧被消声或被忽视，使其感到被孤立。因此，在这种情况下，患者对家人发脾气其实是对疾病的否认，是对现在关系的重视。

如何处理与家人的关系

需要创造在家庭中谈论疾病的机会。对于许多患者来说，有谈论疾病的机会就是有作用的。医生经常会告诉患者和家属一句话"如果有人可以跟患者讨论疾病及其带来的影响，那么就是有人和患者一起面对恐惧和困难！如果没有人与患者讨论，那么患者只能孤独地面对疾病带来的挑战！"

此外，探讨家庭关系和共同应对过去危机的经验，可以加强家庭的凝聚力，鼓励共情理解（如"您认为您的家人对此的感受或想法是什么"），更好地促进家庭成员间的相互调谐，有助于修复由疾病触发的关系问题。

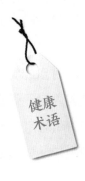

健康
术语

共情

共情是理解另一个人在这个世界的经历，就好像你是那个人。但同时也要时刻记得，你和他不同；你只是理解了那个人，而不是成为他。更重要的是让你所共情的人知道你理解了他。

（何　毅）

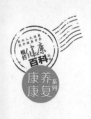

31. 为什么患病前的
心理问题会被放大

　　被确诊为肿瘤后，无论治疗情况如何，大多数患者的情绪都会产生巨大的波动，一些人在患病前就已经存在一些心理问题，这些问题在患病后被放大，使患者在面对疾病挑战时变得更为困难。

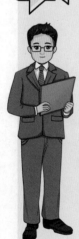

专家说

为什么患肿瘤前的心理问题会被放大

　　患者通常会在生病后反思自己生病前的生活方式，以及思考哪些因素是自己患肿瘤的原因。这时，生病前的一些心理因素就会被放大，如之前对自己健康有焦虑的患者会变得更加焦虑，认为是因为自己做得不够好才导致疾病的发生。而之前存在抑郁情绪的患者，则会出现自责、委屈或者抑郁情绪加重，认为是之前不好的情绪导致了肿瘤的出现。

出现这些问题我们应该怎么办

　　要知道目前并没有有力的研究证据支持这种观点，即情绪、心理问题是导致肿瘤的病因。因此，患者认为的患病前的那些心理因素并不是事实，而只是自己的一种感受。

因此，我们要处理的并不是所谓的"之前的情绪和心理问题导致了我患癌，现在的情绪和心理问题会导致疾病加重"这个事实，而是要处理这种想法带来的不好的感受。处理这种感受最关键在于既不要对抗，也不要回避。那怎么做呢？

应当去观察自己出现的感受，例如"我现在感到胃有些难受""我感到心跳有些快""我的胸口有些堵"……把自己的情绪和心理问题化解在这些感受之中。

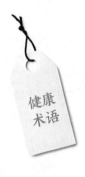

健康术语

思维反刍

思维反刍指的是过度地、反复地重温过往的负面经历和感受。它会突如其来地闯入你的脑海中，而且不挑场合、不挑时间，让你感觉控制不了它，并且越想控制越控制不住，造成很大的自我消耗。如果这种现象被认为与自己的肿瘤发生相关，则会更加影响到患病后的心理与情绪，陷入自责、委屈甚至是抑郁的情绪之中。

（何　毅）

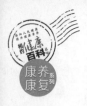

32. 为什么肿瘤患者**不想让别人知道自己患了肿瘤**

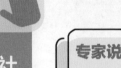
有些患者在患病后选择关闭社交圈，避免与朋友见面，甚至在康复期也不愿意与除家人以外的人交往。

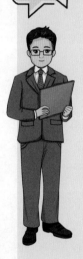

专家说 **为什么不想让别人知道自己的病情**

目前，由于人们对肿瘤认知的不足，导致很多人对肿瘤患者产生了错误的看法。社会上一些人对肿瘤患者存在偏见和误解，这可能会使患者回避公开讨论健康状况，以免受到歧视和误解；一些患者可能会因为害怕透露患病信息而选择保持沉默；一些患者不希望疾病成为他们生活的焦点，担心一旦公开患病信息，生活就会因过度关注疾病而失去平衡；还有一些患者可能害怕公开患病的消息会引起他人的同情和评价，而造成不必要的心理负担。

发生这些情况应该如何应对

可以尝试回答以下问题。

1. 患病后是否感觉到人们对自己的行为发生了变化？是怎样的变化？

2. 在生病的情况下，希望别人如何对待自己？

3. 会与谁讨论患病的事实？

4. 关于患病的情况会讨论什么？哪些话题是不愿讨论的？这种方式有效吗？

通过思考以上这些问题，可以从一个模糊的"我不想与别人交往"的观念中，转变为对情感表达的疑虑的探索和对生活中关系模式的思考，这也是重新参与社交活动的有意义的一步。

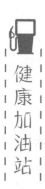

健康加油站

人与人之间的联系是维持心理健康和生存意愿的基本需求。对于缓解困扰和维护心理健康至关重要的是对这种联系的内在感受，以及寻求和接受他人情感支持的意愿和能力。在重新构建重要关系时，患者可以更清楚地接受和表达自身的需求，这是至关重要的。

（何　毅）

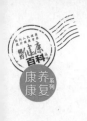

33. 为什么肿瘤患者就是
接受不了患病的事实

　　肿瘤患者往往强烈期望生活能恢复到所谓的"正常状态"，这种期望不仅是为了自己，也是为了身边的人。患者常常能听到身边的人说，"要将肿瘤抛到脑后""生活还要继续""很快就会恢复正常"等，尽管患者能够理解这些话是善意的，但有些人仍然感到情绪低落或者被孤立，难以接受患病的现实。

专家说

为什么肿瘤患者接受不了患病的事实

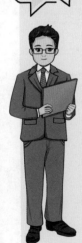

　　原因在于患者通常认为肿瘤是永远存在的，疾病剥夺了他们对未来生活的期望，即使能成功地将疾病抛在脑后，也还是会有不安全感，仍需要持续监测自己的健康状况。患者经常会想：有什么可以"继续前进"的？现在的生活该怎么办？如果"回归正常"意味着生活与以前一模一样，这种感觉是无法实现的，也不一定是可取的。

面对这种情况应该如何应对

　　请拿起笔和纸，写下下面几个问题的答案。

问题 1. 你想在你的生活中发挥什么价值？

　　价值就像"启明星"，每个人根据"价值"设定了自己的人生方向，这个"价值"是一直在追求却永远难以到达的。

问题 2. 现在，根据"价值"选择一个你想要实现的目标。

　　设定一个具体的目标，会让你感觉到行动已经"步入正轨"。

问题 3. 现在选择一个行动。

　　朝着既定目标开始行动，这将引导你实现这个目标。

问题 4. 是什么东西在阻止你实现这个目标?

　　这个问题是帮助我们识别是否存在类似"无用的规则"的想法，例如"我是肿瘤患者，尝试新的兴趣爱好有什么意义"。

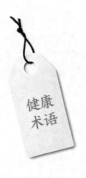

健康
术语

澄清价值

　　上面的方法叫作"澄清价值"，通俗地说就是"你真正在乎的是什么"。患者应当仔细思考生活方向以及什么对自己来说才是重要的。不要被外因所困扰（如过度在意他人的期望），因为答案没有对错之分。问问自己："如果没有人知道我在做这件事，我会选择继续做下去还是有其他选择?"这有助于帮助患者找到真正对自己有意义的目标。

（何　毅）

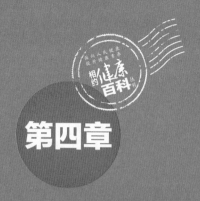

第四章

预防性治疗康复

一

肿瘤患者的
营养康复

1. 为什么肿瘤患者需要关注 饮食营养

关键词

肿瘤已经成为影响人类健康的重大疾病之一。除传统的手术治疗、放疗和化疗等治疗方法外，饮食营养在肿瘤患者的康复中同样扮演着不可或缺的角色。良好的营养状况能够支持患者更好地接受治疗，提高生活质量，甚至有可能改善治疗结果和预后。然而，肿瘤本身以及相关治疗可能导致患者出现食欲缺乏、消化吸收功能障碍等问题，使患者的营养状况受到挑战。因此，了解和关注肿瘤患者的饮食营养，对病情的管理至关重要。

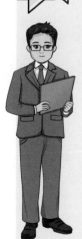

肿瘤患者在疾病的各个阶段，都应该重视营养的摄入和调整。首先，肿瘤患者往往因为肿瘤消耗和治疗副作用而出现营养不良，如无法摄入足够的能量和蛋白质，会导致身体抵抗力下降，影响治疗效果。因此，患者需要依据自身情况调整饮食结构，确保摄入充足的能量和高质量的蛋白质。

专业营养师会根据患者的具体情况制订个性化的饮食计划。例如，对于食欲缺乏的患者，可以通过少食多餐，选择更诱人的食物以及增加营养品的使用等多种方法来提升食欲和摄入量。对于经历化疗的患者，可能会出现恶心、呕吐等症状，这时应选择易消化且

饮食营养 营养不良

刺激性小的食物，并且可能需要补充电解质和维生素。

此外，个别食物或营养素在某些情况下可能与治疗产生相互作用，因此补充某种营养素前应咨询医生或营养师。例如，某些化疗药物与抗氧化剂的相互作用可能影响药物效果，因此在化疗期间可能需要避免高剂量的抗氧化剂补充。

康复期的患者应继续关注营养问题，以帮助机体修复，提高免疫力，减少复发的风险。饮食平衡与多样性是关键，应保证摄入足量的蔬菜、水果、全谷物和优质蛋白等。

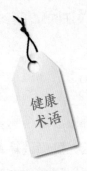

健康
术语

营养不良

营养不良是指由于营养素缺乏或过剩导致的身体健康状况下降。在肿瘤患者中，常常是由于能量和蛋白质的摄入不足造成的。

抗氧化剂

抗氧化剂是一类可以减少氧化应激和细胞损伤的物质。

（梁婷婷　刘相良）

健康
云课堂

肿瘤康复期如何避免饮食误区

2. 为什么肿瘤患者需要进行
营养评估

在肿瘤治疗的过程中，营养始终扮演着不可或缺的角色。肿瘤与人体营养状况之间存在着复杂的相互作用，运用好这种关系对提高治疗效果、缓解不良反应以及提高生活质量至关重要。当一个人被诊断为肿瘤时，其身体状况和营养需求会发生显著变化。因此，进行针对性的营养评估成为确保患者接受最佳支持治疗的关键一环。营养评估不仅可以揭示患者的营养状况，还有助于发现由于肿瘤增长或治疗引起的代谢改变。接下来，我们将深入探讨营养评估的重要性，并提供专业建议来指导肿瘤患者在日常生活中如何进行营养管理。

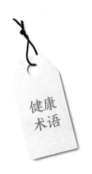

健康术语

营养评估

营养评估是一项评价个体营养状况的综合性检查，包括食物摄入评估、生化指标分析、身体成分分析、临床评估等。

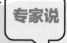
专家说

肿瘤患者的营养状况直接关系到治疗效果和生活质量。一个精确的营养评估能够帮助识别营养不足或过剩，并提供个性化的营养干预。

第一，肿瘤本身可能会增加能量消耗，而患者往往因为疼痛、恶心、呕吐或食欲减退等症状导致摄入

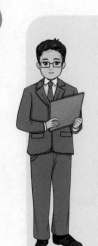

不足，从而引起营养不良。因此，评估患者的食物摄入情况，调整饮食计划以确保充足的热量和营养素摄入，对身体恢复至关重要。

第二，化疗和放疗等治疗手段可能会损害胃肠黏膜，影响食物的消化吸收。在这种情况下，营养评估可以帮助确定患者是否需要特殊的营养补充，如高蛋白、高热量的饮食或营养补充剂。

第三，营养评估还包括对患者体重、肌肉量、体液状态等的监测，以便及时调整营养计划，预防或治疗营养不足引起的并发症，如肌肉消耗和免疫系统功能下降。

在日常生活中，肿瘤患者应该寻求专业营养师的帮助，制订个性化的饮食方案。建议包括多样化饮食、小而频繁的进食、使用营养密集型食物和营养补充剂等策略。

（梁婷婷　刘相良）

3. 为什么肿瘤患者需要进行

饮食营养指导

当一个人面临手术时，意味着身体即将承受一场战斗。手术不仅是对患者体力的考验，也是对其恢复能力的挑战。在这场战斗中，营养扮演着不可或缺的角色。

饮食营养指导的重要性

正确的饮食营养指导能为手术患者提供必要的能量和营养素，加速伤口愈合，提高免疫力，减少术后并发症的风险，从而促进患者的快速康复。

化疗是很多肿瘤患者必不可少的治疗手段，饮食营养在肿瘤患者化疗过程中起着举足轻重的作用，正确的饮食营养指导，够改善患者的身体状态，增强机体免疫力，使化疗药物发挥最佳治疗效果。

放疗对于肿瘤患者营养状态来说是一把"双刃剑"，有益的方面在于放疗可以局部抑制肿瘤生长，纠正代谢紊乱，缓解肿瘤相关疼痛等，从而提高患者的营养状态。不利的方面是放疗导致的组织损伤，可影响患者的进食、消化和吸收，增加营养不良的发生风险。

如何进行肿瘤患者饮食营养指导

1. 肿瘤患者"能不能补" 肿瘤患者在治疗过程中是需要营养支持的，对于"饿死肿瘤"这种说法并没有明确的科学依据，只有改善自身的营养状态，才能更好地与肿瘤细胞进行战斗。

2. 肿瘤患者"怎么补" 能经口进食尽量经口进食，保证膳食多样化，均衡营养，适度增加包括肉、鱼、蛋、奶等高蛋白质食物的摄入。可少食多餐，以

容易消化的食物为主，多饮水以促进代谢。补充维生素，如维生素 E、维生素 A、维生素 C、维生素 B$_{12}$，可降低放疗、化疗引起的黏膜反应和消化道炎症反应。酌情补充免疫营养素，如鱼油、核苷酸、精氨酸、谷氨酰胺等。如果固体食物摄入受限，可适量添加营养补充剂，如口服营养制剂或者肠外营养制剂。

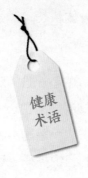

营养补充剂

营养补充剂是指在正常饮食之外，增加一类或多类营养成分以补充膳食不足或特别需要的制品（亦称"膳食补充剂"）。这种补充剂既可在饮食中代替部分食物，也可作为加餐，给予额外的补充。

（梁婷婷）

4. 为什么肿瘤患者营养途径首选肠内

肿瘤患者因疾病本身和治疗因素等导致长期进食减少，会出现胃肠功能减弱、肠道黏膜萎缩，容易导致肠道菌群紊乱、肠道微生态失衡，从而引起免疫力下降，诱发细菌、病毒感染。简而言之，越不吃，身体越差，就越不想吃，最终形成恶性循环。正因如此，肿瘤患者及其家属可能盲目依赖肠外营养。本文将从肠内营养的定义和优势进行分析，旨在帮助肿瘤患者选好营养支持途径，保障肿瘤营养治疗的正确进行，提高患者的生活质量。

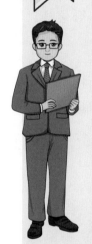

专家说

什么是肠内营养

肠内营养（enteral nutrition，EN）是经胃肠道提供代谢需要的营养物质及其他各种营养素的营养支持方式。肠内营养使用时间取决于患者的精神状态、病情需求与胃肠道功能。肠内营养的途径有口服和经导管输入两种。

肠内营养的优势是什么

肠内营养符合生理状态，对于维持肠道结构和功能的完整性有重要作用，可有效防止危重患者肠黏膜萎缩，保护肠道黏膜屏障功能，防止肠道细菌移位，同时对于机体免疫功能的调节具有重要作用。因此，如果肠道功能允许，优选肠内营养。

肠内营养常见并发症有哪些

1. 胃肠道并发症 腹痛、腹泻、腹胀、恶心、呕吐、便秘等。

2. 代谢并发症 血糖异常、电解质紊乱。

3. 感染并发症　误吸，肠内营养制剂配制及保存不当等。

肠内营养有哪些注意事项

1. 短期（小于 4 周）肠内营养的患者首选鼻胃管，对于有返流或者有误吸风险者可选择鼻肠管。

2. 肠内营养实施时应注意五个度，即浓度、温度、速度、角度、耐受度。建议从小剂量、低浓度开始，温度控制在37~40℃，床头抬高 30°~45°，以及输注后保持半坐卧位 30分钟。

3. 在肠内营养过程中，注意监测患者的胃内潴留和返流、误吸风险、胃肠道反应；做好血糖、电解质监测，及时调整营养制剂的类型、输注速度等，提高患者肠内营养耐受度。

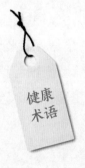

管饲

管饲是除了经口进食外，通过胃肠道补充营养的方式。管饲包括但不限于鼻-胃管、鼻-肠管、胃造瘘、肠造瘘等临床营养治疗途径。

（梁婷婷）

5. 为什么肿瘤患者有 "忌口" 的食物

关键词

在肿瘤治疗过程中，患者的饮食管理是一个不可忽视的环节。许多肿瘤患者都会遇到所谓的"忌口"问题，即需要避免某些可能对治疗效果产生负面影响的食物。实际上，这并不是一种无的放矢的要求，而是基于对肿瘤生长环境和患者身体状况的深入理解。合理的饮食调整不仅能够帮助患者更好地承受治疗，还能够提高生活质量，甚至在一定程度上抑制肿瘤的生长。本文将探讨肿瘤患者"忌口"的科学依据，并提供一些实用的饮食指导建议。

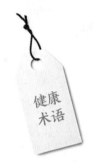

健康术语

忌口

忌口是指在饮食中避免某些可能对健康产生负面影响的食物。

饮食管理　忌口

肿瘤患者的饮食管理是一个复杂而细致的过程，需要根据患者的具体病情和治疗阶段进行个性化调整。在此提出以下几点建议。

首先，肿瘤患者应尽量避免摄入高糖食物。研究表明，高糖环境有助于肿瘤细胞的生长和扩散，因此减少糖分摄入对于抑制肿瘤生长具有一定的积极意义。

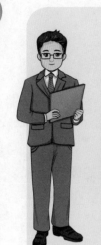

其次，过多的加工食品和红肉（如猪肉、牛肉）也应该在饮食中予以限制。这些食物中含有的某些物质可能会增加患者的炎症反应，从而影响治疗效果和康复进程。需要特别注意的是，某些食物可能会影响药物代谢，如西柚。西柚和某些药物一起食用时可能会影响药物的正常代谢，从而影响治疗效果或有增加副作用的风险。因此，肿瘤患者在治疗期间应避免食用西柚及其制品。

最后，饮食调整应在专业营养师的指导下进行。每位患者的情况都是独特的，因此需要根据个人的病情和身体状况制订合适的饮食计划。亲友的支持同样重要，他们可以为患者准备合适的食物，确保营养的均衡摄入。

（梁婷婷　刘相良）

6. 为什么肿瘤患者需要

少吃含糖食物

随着现代医学的不断进展，科学家逐渐认识到肿瘤的发生、发展与人们的饮食习惯有着密切关系。尤其是糖分的摄入，已经成为肿瘤学领域科学家关注的焦点。

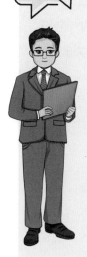

专家说

为什么肿瘤患者要少吃含糖食物

　　肿瘤细胞与正常细胞的一个重要区别在于产生能量的方式。肿瘤细胞主要通过无氧酵解的方式来利用糖分产生能量，这是一个效率低下的过程，因此需要消耗大量的葡萄糖，这个现象被称为"瓦尔堡效应"。当人体摄入过多的糖分时，这些"饥饿"的肿瘤细胞得到了它们需要的能量，开始加速增殖和扩张。同时，在高糖环境下，人体免疫细胞的功能会受到影响。免疫细胞，如淋巴细胞和巨噬细胞，本应识别和清除肿瘤细胞，但在高糖条件下其功能会减弱，导致肿瘤细胞得以生长和扩散。这就像在战场上，敌人得到了补给，而我方士兵却因为供应不足而力不从心。

肿瘤患者少吃含糖食物的饮食建议有哪些

　　控制糖分摄入对于肿瘤患者尤其重要，那么是不是所有的含糖食物都不能吃呢？

　　肿瘤患者避免摄入的糖为快速吸收并能迅速刺激肿瘤细胞生长的精制糖，如白糖、红糖、冰糖、蜂蜜等。这些糖分容易被肿瘤细胞迅速利用，加速肿瘤的发展。因此，在日常烹饪时，应有意识地减少这些精制糖的使用量。

　　虽然我们需要减少精制糖的摄入，但并不是所有的含糖食物都应该被禁止，人体中正常细胞也需要消耗糖分以维持身体的

关键词

精制糖　低糖饮食

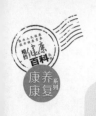

正常功能。多糖类食物，如大米、土豆和杂豆类，包含的是复杂的碳水化合物。这些食物中的糖分需要经过消化才能被人体吸收利用，不会像精制糖那样迅速进入血液促进肿瘤细胞的生长。因此，它们并没有被证明会直接增加肿瘤的发生风险或促进其进展。

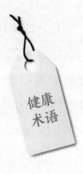

精制糖

精制糖是指经过一系列化学加工后的纯度极高的食用糖产品，包括白糖、红糖、葡萄糖、果葡糖浆、麦芽糖浆、冰糖等。

（梁婷婷）

7. 为什么肿瘤患者需要
补充蛋白质

肿瘤患者常处于长期慢性炎症状态，非常容易出现体力和营养的消耗。蛋白质是人体主要的营养素之一，蛋白质不足通常表现为消瘦、体力状态差、活动能力差等。肿瘤患者蛋白质不足会导致住院时间延长、治疗效果不佳、容易发生跌倒甚至卧床等情况。因此，合理补充蛋白质尤为重要。那么，该如何正确补充蛋白质呢？

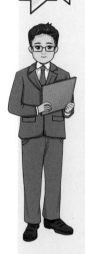

为什么需要补充蛋白质

　　1. 促进组织修复　肿瘤患者的疾病和治疗会导致细胞和组织受到不同程度的损伤。蛋白质参与机体组织的构建、修复，促进伤口的愈合和免疫功能的重建，补充蛋白质能够促进机体的损伤修复，帮助患者尽快恢复身体机能。

　　2. 改善营养状态　肿瘤患者常常会出现食欲缺乏、恶心、呕吐等症状，导致营养不良。蛋白质是主要营养素之一，缺乏蛋白质会导致肌肉萎缩，影响日常活动和生活质量。补充蛋白质可以帮助肿瘤患者改善营养状态，增强体质，提高生活质量。

蛋白质应该如何补充

　　1. 保证每日摄入量　蛋白质推荐摄入量为每日每千克体重1~1.5克，伴肌少症的肿瘤患者推荐的总蛋白质摄入量为每日每千克体重1.2~1.5克。例如，体重50千克的肿瘤患者每日推荐的蛋白质摄入量为50~75克，如患者合并肌少症，每日推荐蛋白质摄入量应提高至60~75克。

　　2. 选择蛋白质的类型　总体来讲，动物蛋白优于植物蛋白。蛋白质摄入优选乳清蛋白、酪蛋白和大豆蛋白。

补充蛋白质的注意事项

　　1. 合并肾脏疾病、肝脏疾病的患者，补充蛋白质应遵医嘱。

　　2. 动植物蛋白都应摄入，避免单一的蛋白质来源。

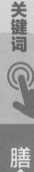

关键词

膳食纤维 血糖 血脂

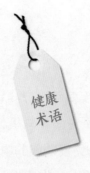

健康术语

肌少症

肌少症是一种可能增加跌倒、骨折、身体残疾、死亡等不良后果可能性的进行性、全身性骨骼肌疾病。诊断标准强调以肌肉力量降低为关键特征（必须满足），检测肌肉数量减少和质量（指肌肉结构和组成成分的显微镜和肉眼观察到的变化）降低可确立肌少症的诊断。同时存在躯体活动能力下降为严重肌少症。

（梁婷婷　纪　伟）

8. 为什么肿瘤患者需要
补充膳食纤维

膳食纤维是一种多糖，既不能被胃肠道消化吸收，也不能产生能量，但有着调节肠道功能、预防减少某些肿瘤发生（如肠癌），调节血脂、血糖等重要作用，被营养学界补充认定为"第七类营养素"。中国居民膳食纤维摄入普遍不足，且呈下降趋势，目前每日能达到适宜摄入量（25克）的人群不足5%。那么，肿瘤患者应该如何补充膳食纤维呢？

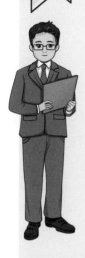

膳食纤维有哪些作用

1. 改善便秘和规律排便 膳食纤维可促进肠蠕动，减少食物在肠道中的停留时间。此外，膳食纤维在大肠内经细菌发酵，能够使大便变软，从而具有通便的效果。

2. 降低空腹和餐后血糖 膳食纤维中的果酸可延长食物在胃肠内的停留时间，延长胃排空时间，减慢人体对葡萄糖的吸收速度。

3. 降低血清胆固醇 膳食纤维需要与胆酸盐结合后排出体外，这样可以增加胆固醇的分解，从而降低血液中胆固醇的浓度。

4. 改善机体免疫功能 膳食纤维在肠道中发酵产生短链脂肪酸，后者能够改善肠道屏障功能，促进肠道蠕动，改善黏膜和机体免疫功能。

每日应摄入多少膳食纤维

中国营养学会推荐标准：每人每日摄入 25~35 克的膳食纤维。鼓励通过摄入蔬菜、水果、坚果、全谷物等植物性食物，摄入天然存在于植物中的膳食纤维，并以此作为膳食纤维的主要来源。

哪些食物富含膳食纤维

可溶性膳食纤维在果胶、藻胶、魔芋中含量较为丰富。不可

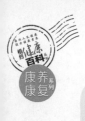

溶性膳食纤维的最佳来源是全谷类粮食，其中包括麦麸、麦片、全麦粉、糙米、燕麦，以及豆类、蔬菜和水果等。

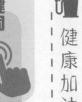

健康加油站

糖类、脂肪和蛋白质是人体主要的三大营养物质。正确的饮食观念是营养均衡，适量食用碳水化合物，以高蛋白食物为主，适量摄入优质脂肪，注意膳食纤维、维生素、矿物质等的补充。

（梁婷婷 纪 伟）

9. 为什么肿瘤患者可以
补充益生菌

"益生菌"一词源自希腊语，意思是"对生命有益"。经历约 3 个世纪的漫长探索，2001 年联合国粮食及农业组织和世界卫生组织联合专家委员会提出益生菌的科学定义：益生菌系指活的微生物，当摄取足够数量时，对宿主健康有益。益生菌的三个核心特征：足够数量、活菌状态和有益健康。那么，肿瘤患者为什么可以补充益生菌呢？

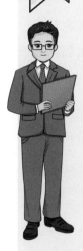

益生菌有什么作用

　　益生菌被认为对维持肠道菌群平衡，提高免疫力，防止腹泻和便秘具有积极作用，尤其是抗生素相关性腹泻。除了一般发生的腹泻和便秘，肿瘤患者还容易发生治疗相关性腹泻及便秘，补充益生菌可以预防和治疗放疗、化疗相关的腹泻及便秘。

补充益生菌有哪些注意事项

　　1. 根据选择益生菌制品的说明书保存和服用，才能使益生菌制品保持活性、保证疗效。一般来说，含有双歧杆菌活菌的益生菌制剂建议低温保存（2~10℃）。益生菌制品开袋后都应尽快服用，避免光照或潮湿等因素导致失效。

　　2. 服用益生菌时，应谨慎与抗生素合用，注意与制酸药、铋剂、活性炭等错时分开服用，避免药物之间的相互影响，降低疗效。

　　3. 应注意患者是否对益生菌制品中的成分过敏，常见的过敏反应包括皮疹、胃肠道不适等，多数是轻微的，停止服用后可自行缓解。

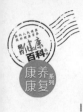

健康加油站

益生菌的补充与免疫检查点抑制剂的疗效相关，推测微生物影响抗肿瘤免疫的机制包括激活免疫系统、调节宿主新陈代谢和菌群生态系统等。改变患者现有菌群有望成为肿瘤治疗的组成部分，但是益生菌补充对于抗肿瘤治疗效果的影响缺乏大规模的研究，且什么是"好"菌群尚无定论，因此不推荐以辅助治疗为目的盲目补充益生菌制品。

（梁婷婷　纪　伟）

10. 为什么肿瘤患者要注意
补充维生素

维生素在机体生长、发育、代谢过程中发挥着重要的作用，其中，对肿瘤患者而言，适当补充维生素有利于增强机体免疫功能，协助控制病情，延缓肿瘤恶化，缓解放疗、化疗带来的副作用，并且部分维生素血清浓度水平与肿瘤生存具有一定的相关性。

肿瘤患者为什么要补充维生素

1. 日常饮食结构改变，如精制米面作为主食较

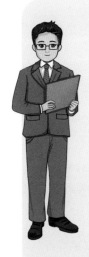

多，易出现 B 族维生素缺乏。

2. 食材烹饪处理不当，会造成食物中的维生素损失过多。

3. 肿瘤患者接受抗肿瘤治疗后，会出现食欲缺乏的情况，导致维生素摄入不足。

4. 肿瘤患者长期应用的抗肿瘤药物，可能会干扰维生素的吸收，造成维生素缺乏。

补充维生素的注意事项

1. 根据患者的实际需要，在医生指导下补充维生素，切忌盲目补充。

2. 选择安全可靠、质量有保障的产品。

3. 肿瘤患者应补充适合自身的维生素种类与剂量。不同的维生素在人体内发挥的作用不同，各类肿瘤患者的需求也不同。

4. 部分维生素补充可能会与肿瘤治疗药物产生相互作用，影响药物疗效，需要关注药物说明书，谨慎使用。

5. 保持均衡饮食，补充维生素制剂不能替代食补。

6. 补充维生素也可能出现不良反应，如恶心、呕吐、腹泻等，一旦出现应及时停用。

7. 切忌盲目、过量补充。过量摄入维生素可能会引起一系列副作用，如心动过速、感觉异常等。

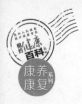

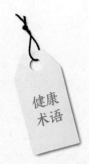

健康
术语

维生素

维生素是一系列有机化合物的统称，它们是机体所需要的微量营养成分，一般无法由自身合成，需要通过饮食等手段获取。按照溶解性质，一般将其分为脂溶性维生素和水溶性维生素两大类。脂溶性维生素包括维生素 A、维生素 D、维生素 E、维生素 K 等，可以在体内大量储存，其主要贮存于肝脏。水溶性维生素包括维生素 C 和维生素 B 族等。

（梁婷婷）

11. 为什么肿瘤患者
不应该迷信保健品

当罹患肿瘤等重大疾病时，部分患者及家属可能会寄希望于市面上各式各样的保健品，期望实现"提高机体免疫力""抑制肿瘤发展"，甚至"杀灭肿瘤细胞"等目标。虽然一些保健品确实具有一定的辅助调节机体功能或营养补充的作用，但这种作用十分有限。迷信与过于夸大保健品的功效，忽视其与规范抗肿瘤治疗的界限，往往会影响肿瘤患者的治疗。因此，认识保健品的本质和功效极为重要。

关键词

保健品 保健食品 营养补充

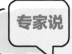

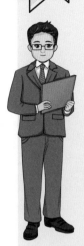

在我国保健品没有明确的定义，泛指对人体有保健功效的产品，主要包括保健食品和声称具有保健功能的产品。虽然具有一定调节机体功能，但并不能对肿瘤产生治疗作用。

迷信保健品可能导致哪些问题

1. **影响肿瘤患者治疗**　保健品形式多样，成分复杂，大多未经过严谨的药理、毒理学试验，患者摄入可能会加重肝肾负担，延误抗肿瘤治疗时机，增加治疗难度。

2. **加重经济负担**　一些保健品价格高昂且无法通过医疗保险报销，商家利用多种营销策略增加肿瘤患者额外支出，真实疗效却微乎其微。

3. **夸大或虚假宣传**　不良商家利用肿瘤患者及家属的求生心理及信息差，对保健品功效进行夸大甚至是虚假宣传，误导患者及家属认为保健品具有抗肿瘤功效。

如何打破对保健品的迷信

1. **树立科学的意识**　保健品不具有治疗与预防肿瘤的作用，任何宣传可以预防、治疗、治愈、杀伤肿瘤的保健品都是虚假宣传。

2. **调整心态，正确对待疾病**　患者及家属应当科学合理全面地认识肿瘤的发生、发展、治疗和结局，克服对疾病的恐惧，必要时可以寻求社会心理干预。

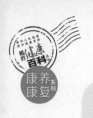

3. 遵循医嘱，合理规范抗肿瘤治疗　肿瘤患者的治疗需要在有资质的专业肿瘤科医生指导下完成。如果确实需要营养补充，应用保健品之前最好咨询专业医师的意见。

应用保健品需要注意什么

1. 关注保健食品专用标识及批准文号。

2. 注意产品配方及不良反应。

3. 遵循用法用量，切勿过量。

4. 监测肝肾功能等各项指标。

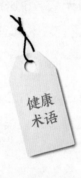

保健食品

保健食品是指声称具有保健功能或者以补充维生素、矿物质等营养物质为目的的食品。

（梁婷婷）

二

肿瘤患者的
运动康复

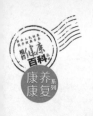

12. 为什么说**运动有助于肿瘤的康复**

运动肿瘤学 并发症

"运动可以减肥"的概念已经深入人心，但很多人不知道其实运动也有益于肿瘤的康复，运动可以作为肿瘤的一种潜在治疗方法。已有多项研究显示，部分肿瘤的发生、近半数的因癌死亡均与低活动量有关。因此，世界癌症研究基金会和美国国家癌症研究所联合提出的十大防癌建议，就包括经常运动。运动肿瘤学这个概念也应运而生。

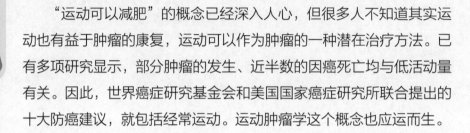

专家说 运动可以提高肿瘤治疗效果，改善预后

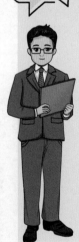

运动可以通过多个途径来减缓肿瘤的生长速度，降低其转移的风险。运动可以促进体内释放有抗肿瘤作用的分子，增加具有特异性免疫功能的 T 细胞数量，还可以在特定的肿瘤中诱导细胞凋亡。运动会引起胰岛素相关途径的有益变化，降低全身慢性炎症和血清雌激素水平，并增强氧化、免疫和细胞修复途径。对于高风险乳腺癌患者，运动还可以减少肿瘤复发，降低死亡风险，延长生存期。

运动可以降低肿瘤并发症的发生，提升患者生活质量

肿瘤患者在疾病确诊后，心理上通常会出现焦虑、抑郁等不良情绪，部分还会出现创伤后应激障碍，以上情况可以通过有氧运动联合心理治疗来改善。运动能改善肿瘤术后功能状态，如胃癌术后患者可以通过活动下肢来增加胃肠蠕动，促进胃肠功能恢复。运动联合压力衣等可以改善乳腺癌根治术后的上肢淋巴水肿，提高患者生活质量。中低等强度有氧运动还可以减缓癌因性疲乏。

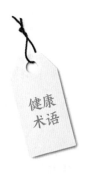

运动肿瘤学

运动肿瘤学是指根据肿瘤患者不同的机体状态和治疗状态来科学制订运动处方，旨在提高或维持其心肺耐力、肌肉力量、肌肉耐力、身体成分、灵活性和平衡性，降低全因死亡风险，延长生存期，提高生活质量。

（陆伟伟）

13. 为什么肿瘤患者的**运动**注意事项**"一人一策"**

没有一个运动方案适用于所有的肿瘤患者。运动时需要综合考虑患者整体状况、肿瘤部位、治疗阶段，避免出现运动伤害。

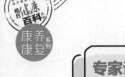

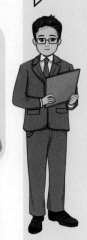

专家说

当血小板计数 <50 000/μL、血红蛋白水平 <10g/dL、中性粒细胞绝对计数 <0.5×10⁹/L，肿瘤患者应禁止运动测试和训练。当血小板计数为 50 000~150 000/μL，避免增加有出血风险的运动测试和训练。白细胞计数为 3 000~4 000/μL 时，确保运动设备经过正确灭菌，同时避免会引起细菌感染的运动，如游泳等。如有急性感染、体温 >37.8℃、全身不适的情况，应停止运动，待症状消除 48 小时后，可以考虑运动。如果发生严重恶心、脱水，应禁止运动。若 24~36 小时内发生过呕吐或腹泻、营养不良等情况，需要避免运动。

肿瘤患者存在极度疲劳、严重肿瘤恶病质（体重减轻 >35%）、卡氏活动状态评分低于 60 分，需要避免运动测试和训练。当存在骨质疏松时，需要避免高强度运动，避免骨折风险。胸背部或颈部出现疼痛时，需要咨询医生。若肿瘤患者出现步态不稳、头晕、周围神经病变时，需要避免跑步等可能发生跌倒的运动。当认知能力下降时，需要评估医患间能否沟通，是否听得懂运动指令。

当每分钟静息心率 >100 次或每分钟静息心率 <50 次、静息收缩压 >145mmHg 和 / 或舒张压 >95mmHg、静息收缩压 <85mmHg 时，运动应在医生或康复治疗师的监护下进行。心律不齐时，禁止运动，并应转诊到心内科医生处。若存在呼吸困难、咳嗽、气喘、深呼吸时胸痛加剧的症状，应禁止运动。

接受造口术的肿瘤患者应避免接触水上活动，也应避免会引起腹压增高的活动。除了乳腺癌患者，其他部位肿瘤的患者出现肢体肿胀，均需要停止运动，并到医院就诊。训练还要考虑手术并发症和放疗引起的软组织纤维化等。

总之，从疾病确诊开始，中高强度的运动需要医生评估运动风险；低强度活动可以由患者根据身体是否耐受来决定。

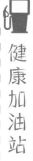
健康加油站

卡氏活动状态评分表

体力状况	评分
正常,无症状和体征	100 分
能进行正常活动,有轻微症状和体征	90 分
可勉强进行正常活动,有一些症状或体征	80 分
生活可自理,但不能维持正常生活和工作	70 分
大部分生活能自理,但偶尔需要别人帮助	60 分
常需要人照料	50 分
生活不能自理,需要特别照顾和帮助	40 分
生活严重不能自理	30 分
病重,需要住院和积极的支持治疗	20 分
病危,临近死亡	10 分
死亡	0 分

（陆伟伟）

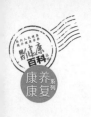
14. 为什么肿瘤患者
运动前要进行评估

运动之前系统的评估主要是为了排除对肿瘤和身体有潜在风险的运动项目，明确患者的风险阈值和运动极限，继而制订安全的运动处方。

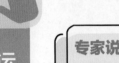

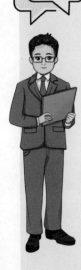

运动前的通用评估内容

要对患者患病前的日常体力活动水平和运动习惯、运动损伤史、患病史等进行评估，如肿瘤确诊前是否有膝关节炎、肩袖损伤，是否有骨转移等。这样在制订运动方案时可以避免骨关节再损伤。服用激素的肿瘤患者还需要评估出现骨质疏松和骨折的风险。肿瘤患者还有一些通用的运动评估内容，如肌力、焦虑、抑郁、生活质量、平衡协调能力、癌因性疲乏等。靶心率是确定运动强度的主要依据，也是评估必备内容。

运动评估要考虑肿瘤治疗的不良反应

肿瘤类型、治疗方案、治疗的不良反应、健康水平都需要纳入运动评估的考虑范围内。

乳腺癌术后，出现患侧手臂和肩部疾病的风险会增加，如活动范围受限、疼痛、淋巴水肿等，需要有经验的医生评估淋巴水肿的程度。

鼻咽部位肿瘤放疗可能会导致吞咽障碍、神经损伤等多种副作用。吞咽障碍可以通过系统地训练口唇部肌肉、舌咽喉肌肉进行改善，降低误吸引起的吸入性肺炎。放疗后引起的软组织纤维化，应尽早干预，如软组织的自我牵伸等。

神经损伤可能发生在臂丛神经，导致支配的肌肉萎缩，丧失运动功能；也可能发生在脊髓，表现出脊髓横切综合征等中枢神经损伤症状。这些神经损伤需要尽早鉴别，通过药物治疗联合运动康复，减轻症状。

值得注意的是，在治疗期间和治疗后，健康状况可能会发生变化，因此需要定期检查，了解健康指标，如血细胞计数，以便让患者知道运动是否安全。

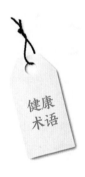

健康术语

靶心率

靶心率（次 / 分钟）= 储备心率 × 预期强度百分比 + 静息心率。

首先，需要确定最大心率。最精准的计算方法是在医院完成症状限制性心肺运动测试；另一种简易方式（Tanaka 公式）是通过 208- 年龄 ×70%，来估算。

静息心率为清醒时不活动、安静状态下的心率值，如清晨刚醒时的心率。储备心率则是最大心率和静息心率的差值。

（陆伟伟）

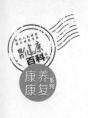

15. 为什么肿瘤患者需要
运动处方

有肿瘤学家提出"运动就是治疗"的说法，那么应该怎么正确运动呢？每位肿瘤患者都需要一份独属于自己的运动处方。运动处方的制订需要考虑运动类型、运动频率、运动强度、运动时长、运动总量，循序渐进。每周运动量推荐分散在 5 天内，如每周 2 天有氧运动、2 天抗阻运动、1 天平衡与灵敏性训练的组合运动。每天可多次训练，每次训练至少 10 分钟。

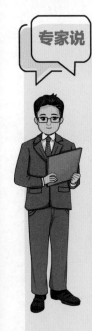

专家说

在确诊以前没有运动习惯的肿瘤患者，需要从轻度活动开始，循序渐进，在可耐受的情况下进阶到中高强度的活动。世界卫生组织建议，每周至少 150 分钟中等强度活动，每周运动量至少 600（METs·min），以获得健康益处。每周 600（METs·min），可以换算成每周 150 分钟 4METs 的活动或 200 分钟 3METs 的活动。有氧运动可以提升心肺功能，抗阻训练可以减少肌肉流失和增加肌力。

运动开始前必须进行热身活动，结束时必须进行整理活动。肿瘤患者要注重运动姿势和全身稳定性，以改善运动模式。运动处方里还应包括灵敏性训练，如在不稳定的平面上维持单腿平衡，既能增强下肢力量与平衡，还能促进神经肌肉的反馈能力。

代谢当量的分类说明

METs 值	活动分级	自觉疲劳程度分级（0~10级）	储备心率百分比	主观感受	活动举例
<3.0	轻度活动	感觉轻松（1~3级）	35%~50%	非常轻松，呼吸和心跳不会加快	站立、散步、洗碗、洗衣服、做饭
3.0~6.0	中强度活动	感觉有点累（4~6级）	50%~70%	呼吸加快但不会喘不过气；活动约10分钟后会轻微出汗；可以说话但不能唱歌	以中等速度步行，以8~14.5千米/小时的速度骑自行车，水中有氧运动、举重训练、跳舞、园艺和庭院工作、中强度的家庭维修或家务劳动
>6.0	高强度活动	感觉很累（7~8级）	70%~85%	呼吸更快更深；活动几分钟很快出汗；无法说长句	快走、跑步、骑自行车、有氧舞蹈、循环重量训练、网球、竞技运动、健身游泳、繁重的园艺和家务、高负荷的职业工作

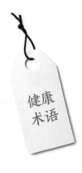

健康
术语

代谢当量

代谢当量（metabolic equivalent，MET）是指在休息时，维持基础代谢功能所需的耗氧量。成年人静息状态下耗氧量为 3.5mL/（kg·min），这就是 1MET。

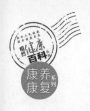

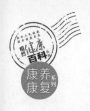

抗阻运动

抗阻运动是通过抵抗负重（哑铃、弹力带等设备）或自重来进行肌力训练，阻力要循序渐进，避免肌肉损伤。每个动作可以练习3或4组，每组8~12次。抗阻运动能提升肌力，避免肌肉流失。

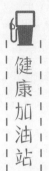

健康加油站

所有运动都可以分为有氧和无氧这两种类型，那如何识别是否为有氧运动呢？

有氧运动是在有氧代谢状态下做的中低强度运动，比较安全，可以增强心肺功能，如游泳、骑自行车、慢跑等。

（陆伟伟）

16. 为什么肿瘤患者需要
注意运动环境

安全是运动的首要原则。肿瘤患者在合适的运动环境中，才能确保安全。运动既可以在家里或小区里，也可以在健身房或公园里，应该如何选择运动环境呢？

家庭锻炼适合白细胞计数低、免疫力低的患者

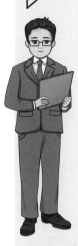

白细胞计数低、免疫力低、感染风险大的肿瘤患者更适合在家里或户外人少的场景中进行锻炼，远离公共健身房和人群。中低强度运动处方的患者适合在家里做一些力所能及的家务活，提升自我效能感，也可以借助阻力带进行力量训练、主动自我牵伸训练，在家属监护下进行平衡能力训练。在小区内慢步或快走是最简单的有氧训练方式，但要远离不平坦的地面，以免摔倒。家庭园艺疗法也是一种新兴的肿瘤治疗方法，包括种植蔬菜、花草等，可以提升肿瘤患者的运动水平和蔬菜摄入量，减轻焦虑、抑郁、癌因性疲乏等。

自然环境下的户外运动有利于身心的舒缓

在户外锻炼，环境一定要安全且光线充足。可以利用森林的各种元素（包括气味和风景），在城市公园或森林里徒步，进行"森林疗愈"，以增强免疫力和促进健康的活动。森林中"植物杀菌素"的芳香治疗化合物，可能增加抗肿瘤自然杀伤细胞的活性，减少炎症和自主神经系统功能障碍。森林疗愈可以降低肿瘤患者皮质醇激素的水平，改善与肿瘤相关的疲劳和情绪波动，提高记忆力和注意力及睡眠质量。

健身房里的运动有利于增强锻炼依从性

肿瘤患者坚持锻炼计划是很困难且复杂的。在健身房这样的团体环境中，肿瘤患者与其家属或伙伴一起参加锻炼课程，可以提高训练积极性，有效减轻焦虑和对肿瘤复发的恐惧，促进与

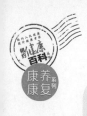

家人的关系。放疗期间游泳需要经医生同意，确保没有任何皮肤刺激或溃疡。离开泳池后一定要冲洗干净，以减少皮肤刺激的机会。

（陆伟伟）

17. 为什么肿瘤患者的

运动处方要定期随访

在治疗的各个阶段，肿瘤患者的运动需求各不相同，大致可以分为五个阶段：肿瘤治疗前、积极治疗期、治疗恢复期、无疾病或疾病稳定期、晚期与临终关怀期。肿瘤患者的运动处方在不同的阶段会有区别。

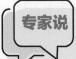

肿瘤治疗前

在肿瘤治疗前预康复，可以帮助患者更轻松地应对化疗等肿瘤治疗方案，并从治疗中更快恢复，减少并发症。另外，当肿瘤开始治疗时，保持适当的体力活动虽然很困难，但可以帮助患者减轻痛苦和焦虑，拥有更多的精力和更好的睡眠。

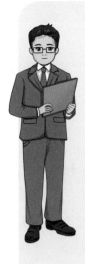

肿瘤积极治疗期间

在治疗期间，肿瘤的类型和治疗方案等都可能影响运动能力，需要与医生讨论活动有无限制。在治疗前有锻炼习惯的患者，在治疗期间可以减少锻炼频次或降低锻炼强度，只要尽可能保持活动即可。如果肿瘤治疗前经常久坐、不活动，需要从短时间、低强度的活动开始，如短距离慢走。

肿瘤治疗恢复期

随着治疗副作用的减轻，大多数患者可以逐步增加运动时间和强度，但要牢记一点——循序渐进。因为对于健康人群来说是中低强度的活动，对于一些肿瘤患者来说可能就是高强度活动。

肿瘤治疗后无疾病或病情稳定期

在此期间，身体活动对于整体健康和生活质量非常重要。研究表明，健康的体重、正确饮食和锻炼身体可能有助于降低患其他严重慢性疾病和第二种肿瘤的风险。与不运动的肿瘤幸存者相比，经常运动的乳腺癌、结直肠癌和前列腺癌患者，复发的风险较低，生存率也较高。

肿瘤晚期与临终关怀期

体力活动还可以帮助那些肿瘤已经扩散或已发展到晚期且无法治愈的患者，提高身体机能、减少疲劳并提高生活质量。在开始新的锻炼和增加运动强度之前，应先咨询医生，评估安全风险。

（陆伟伟）

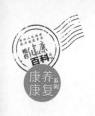

18. 为什么肿瘤患者已经
疲劳了反而还要活动

　　癌因性疲乏被美国国立综合癌症网络定义为一种痛苦、持续、主观、与近期活动量不符的躯体情感和／或认知方面的疲乏感，与肿瘤或肿瘤治疗有关，会影响日常生活。癌因性疲乏是肿瘤治疗常见的症状之一，在大多数肿瘤患者中可见，发病机制尚无法完全明确，具有程度重、时间久、无法预测、无法通过休息或睡眠缓解等方面特征。那么，如何克服癌因性疲乏，且看妙招！

癌因性疲乏的识别

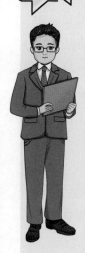

　　癌因性疲乏可能中断治疗方案和影响治疗效果，因此在初次就诊时、治疗期间、治疗后都要定期筛查癌因性疲乏，并对患者及家属进行这方面的健康教育，以及时预防和发现。若持续两周几乎每天出现明显疲乏、精力减退或需要更多的休息，且与近期活动量的改变不成比例，并同时出现以下 5 项及以上症状时，患者就要主动去医院确诊是否患有癌因性疲乏：①全身无力或肢体沉重；②注意力不能集中；③对平时从事活动的积极性或兴趣减退；④失眠或嗜睡；⑤睡眠后感到精力未能恢复；⑥活动困难；⑦因疲乏引起情绪反应，如悲伤、挫折感、易怒；⑧因疲乏不能完成

原先胜任的日常活动；⑨短期记忆力减退；⑩活动后疲乏持续数小时。

癌因性疲乏的治疗

运动是治疗癌因性疲乏的最有效方法，包括中低强度运动、有氧运动联合抗阻运动、运动联合认知行为疗法、肺康复训练等，并且在明确肿瘤诊断时就应开始运动康复。其次，培养良好的睡眠习惯，确保睡眠时长和质量。建议有困意时再卧床睡觉、保持规律的起床时间、白天午睡不超过 1 小时；睡眠环境舒适、安静、温湿度适宜；下午至临睡前避免饮用咖啡、浓茶等兴奋性物质等。

（陆伟伟）

关键词 @

腹式呼吸　运动呼吸技巧

19. 为什么肿瘤患者都应
建立正确的呼吸模式

运动既要科学，也要安全。无论肿瘤发生的部位在哪里，在运动时都需要建立正确的呼吸模式，并能保持和运动动作相配合的呼吸节律。

专家说

了解腹式呼吸

呼吸主要有两种方式：胸式呼吸和腹式呼吸，后者更能激活膈肌和腹肌。腹式呼吸就是当吸气时膈肌会变得紧绷扁平，为肺部扩张提供了空间；呼气时膈肌放松像穹顶，帮助肺部排出空气。

放松时每分钟呼吸 16~20 次，运动时呼吸次数会增加到每分钟 40~60 次。通常吸气和呼气时长比为1：2，如深呼吸，缓慢吸气 4 秒，屏气 4 秒（也可不屏气），缓慢呼气 8 秒。

了解呼吸训练

咳嗽时用拳头或抱枕抵住腹部，可以帮助咳嗽更有力、疼痛感更轻。对于长期卧床或运动量极少的患者，腹式呼吸还可以有效激活腹部肌肉，促进体内脏器活动，减少便秘。肺部肿瘤患者，更需要强化呼吸训练。缩唇用力呼气（如吹灭蜡烛）的同时腹肌用力收缩，可提高气道内压，使等压点移向中央气道，肺内残气会更容易被排出，下一次呼吸时就可以吸入更多气体，促进血氧交换。在无法入睡、醒来时呼吸困难、运动后感到气喘吁吁（如爬楼梯）时，都可以使用缩唇呼气放松。

了解运动时的呼吸技巧

正确呼吸，可以提升运动表现。运动时呼吸的总原则是鼻子吸气和嘴巴呼气，发力时呼气，放松时吸气，运动全程避免屏气。正确的呼吸模式能以最有效的方式为肌肉提供氧气；错误的呼吸模式，如更短、更浅的呼吸，给肺部输送的氧气会减少，心率和血压增加。有氧运动，尤其是在寒冷的户外锻炼时（如户外跑步），呼吸模式要尽可能均匀一致。力量训练时，如肩部推举，哑铃举过头顶时呼气，放下哑铃时吸气，可以防止力量训练期间血压升高。

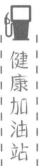

健康加油站

腹式呼吸具体训练方法

患者可以采取舒适的坐位或卧位，双手分别放在胸部和腹部。鼻子缓慢吸气时，在胸部的手无明显起伏，在腹部的手感受到腹部向上抬起；呼气时，腹肌主动收缩，在腹部的手随之下降。

（陆伟伟）

20. 为什么推荐肿瘤患者练习 **太极拳**等中国传统健身

《中国恶性肿瘤患者运动治疗专家共识》建议肿瘤患者应进行有氧运动和抗阻运动，然而并非所有肿瘤患者都愿意或能够完成锻炼。太极拳、八段锦等是我国传统运动，属于低冲击力的活动，对于环境和设备没有要求，动作可控，适合年龄范围广，在世界范围内获得认

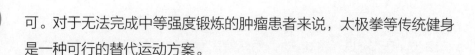

可。对于无法完成中等强度锻炼的肿瘤患者来说，太极拳等传统健身是一种可行的替代运动方案。

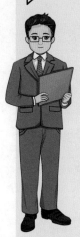

太极拳对肿瘤康复的作用

太极拳在运动过程中可以重塑呼吸模式，是一种"移动冥想"，是身心练习的活动，能调节情绪，使身体平静，缓解身心压力。太极拳的上肢运动涉及胸廓扩张和伸展，可以锻炼呼吸肌；下肢和躯干的训练可以强化下肢肌力、改善平衡能力、降低跌倒风险。太极拳还可以通过减少交感神经兴奋和炎症等来改善睡眠、减少疲劳、提升免疫功能、改善心肺健康。肿瘤患者练习八段锦，也能达到上述类似的效果。

如何选择适合自己的太极拳

太极拳发展至今有多种流派，选择哪一种取决于个人喜好和所能接触的学习资源。对于体力较虚弱或因截肢等无法站立的肿瘤患者，可以选择坐位下的改良版太极拳。练习太极拳需要持之以恒，可根据天气选择室内、公园等自然场所，每日 1 或 2 次。练习前先做几分钟热身活动，练完后感觉轻热微汗，次日清晨无疲劳不适感。若次日身体非常疲劳，说明运动量过大，可以休息一两日后，以更低的运动强度再练习。对于关节角度受限的部分肿瘤患者，太极拳训练时的姿势无须完全标准，与自身条件相适应即可。

（陆伟伟）

21. 为什么肿瘤患者也需要
康复作业疗法

肿瘤可能发生在任何一个年龄段，意味着在制订康复方案时，应具体分析个案的兴趣和需求，提升患者的依从性。康复作业疗法是以协助患者选择、参与、应用有目的性和有意义的活动，以达到最大程度恢复躯体、心理和社会方面的功能。下文介绍一些最新开展的康复作业疗法活动。

专家说

融合艺术的作业疗法活动

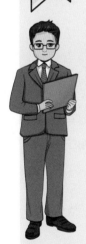

艺术治疗最早起源于 20 世纪 30 年代，通过多种方式发挥着重要作用。艺术治疗可以帮助肿瘤患儿在身体、心理和精神等多个层面上直观地表达其疾病的经历与感受。博物馆和展览馆可以提供肿瘤方面的科普内容，提升社会关注度，减少肿瘤患者面对的社会压力，如举办以肿瘤为主题的展览或肿瘤幸存者的个人故事与艺术作品等展览。举办以艺术和手工艺为基础的治疗课程，如沙画、音乐治疗、绘画等，建立肿瘤患者支持小组，减轻肿瘤患者及其照护者的情绪压力和孤独感。通过音乐和运动的联合应用，改善运动前馈，提升平衡能力和训练依从性。

治疗类动物等作业疗法活动

最常见的治疗类动物是猫、狗、马，已被证明可以为患有肿瘤等疾病的患者提供身体和心理支持，改善肿瘤创伤后的应激障碍、焦虑和抑郁症状。马术疗法将患者和马以及治疗师放在一个旨在促进情感成长和学习的环境中，患者无须骑马经验。患者通过学习骑马可以获得成就感，改善躯干控制、下肢力量和协调性。

肿瘤治疗期间与动物的接触需要注意以下几点：接受化疗后的 48~72 小时内，不要让动物接触患者身体的排泄物。不使用马桶盖时，请将其盖上，以免宠物喝水。免疫系统较弱时，如放疗后的一段时间内，避免接触治疗类动物或家庭宠物。

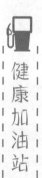

健康加油站

康复作业活动设计

在肿瘤治疗过程中，康复作业治疗师可以根据个案特点，如青少年患者需要重返学校，中年患者需重返工作岗位和回归社会，老年患者需要尽可能生活自理和回归家庭，来设计不同的治疗活动。

（陆伟伟）

22. 为什么肿瘤患者要
谨慎使用物理治疗

　　肿瘤患者在康复过程中，或多或少会在医院接受过一些物理治疗，包括光、电、热、声、力等媒介，来缓解身体不适。经过临床医生评估，排除治疗禁忌证后，就可以在整个肿瘤治疗过程中安全应用理疗。但由于对某些物理治疗的功效缺乏共识，并且缺乏对适应证和禁忌证的指导和说明，因此常"一刀切"，不给肿瘤患者进行物理治疗。

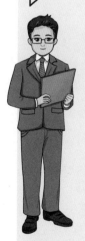

专家说

　　热疗，如热水袋、热水澡，可以缓解肌肉酸痛。冷疗，如冰毛巾、冻豌豆，能通过麻木疼痛感来缓解疼痛，时间不超过 5 分钟，以免冻伤或引起更多疼痛。不要将热敷袋或冷敷袋直接放在裸露的皮肤上，之间放一条薄毛巾隔着。但在化疗或放疗期间使用热疗或冷疗，需要先咨询医生。不要对因放疗而变红或变嫩的皮肤、血液循环不良的区域进行热敷或冷敷。不要对皮肤破损或受伤的部位进行热敷，会增加出血的风险。可尝试冷热交替或配合按摩以放松和缓解疼痛。

　　肿瘤患者术后淋巴水肿建议使用序贯式压力充气泵，但要排除肺水肿、肺栓塞、缺血性血管疾病、失代偿心力衰竭、可疑的深静脉血栓、蜂窝织炎、严重的周围神经病变等禁忌证。

超声波可以放松肌肉和软组织，脉冲电刺激可以缓解疼痛，但要避免在肿瘤部位使用这两种治疗方式，远离肿瘤部位可酌情使用。禁止在肿瘤部位、伤口感染处、儿童骨骺处，以及对多发性骨髓瘤者、急性白血病者、严重凝血功能障碍者使用体外冲击波治疗。

健康加油站

家用物理治疗仪越来越普及，如颈部按摩电刺激设备等。如果颈部区域没有肿瘤，皮肤没有破损，基本可以放心使用，放松颈部。

（陆伟伟）

三

肿瘤患者的
长期随访

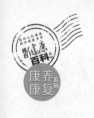

23. 为什么肿瘤患者要
长期随访

肿瘤是一种全身性疾病，由于肿瘤在生物学方面具有局部复发和全身转移的特性，虽然经过治疗肉眼可见的肿瘤已经被消灭，但有些部位可能还潜伏着未被发现的病灶和微转移灶。尤其是身体抵抗力下降或是肿瘤细胞增殖旺盛时，肿瘤很有可能"卷土而来"。

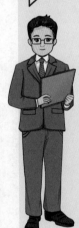

专家说

肿瘤患者长期随访的重要性

在某种意义上肿瘤患者随访的重要性不亚于疾病的发现和诊断、治疗。然而，对于多数肿瘤患者和家属来说，他们对于肿瘤治疗的关注性远远高于临床随访。定期随访可以帮助患者及时发现肿瘤复发、转移的苗头，积极采取相应措施，将癌症扼杀在"摇篮"里。对于特殊部位的肿瘤患者，随访可以回答他们所关心的问题。

肿瘤患者长期随访的目的

1. 肿瘤是一种慢性疾病，需要长期的治疗和管理。长期随访可以监测肿瘤的复发和转移，以便及时发现并采取相应的治疗措施。

2. 通过随访，可以评估患者的治疗效果，及时调整治疗方案，提高治疗效果。即使肿瘤已经得到控制或治愈，仍然有可能出现复发或转移。长期随访可以及早发现这些迹象，提高患者的生存率。

3. 长期随访还可以为患者提供心理支持，帮助他们更好地应对肿瘤带来的心理压力和困难。

4. 通过长期的随访和监测，可以及时发现和处理患者的并发症和不良反应，提高生活质量。

因此，肿瘤患者应该根据医生的建议，制订长期的个性化随访计划，保持健康的生活方式，积极配合治疗，以获得最佳的治疗效果和生活质量。

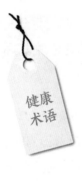

健康
术语

肿瘤长期随访

肿瘤长期随访是指对肿瘤患者进行长期的观察和监测，以评估治疗效果、复发情况以及患者的生存状况。长期随访对于患者的康复和预后非常重要。

（柳　江）

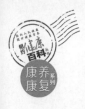

24. 为什么肿瘤患者术后要长期随访**肿瘤标志物**

肿瘤标志物是指特征性存在于肿瘤细胞，或由肿瘤细胞异常产生的物质，或是宿主对肿瘤的刺激反应而产生的物质，并能反映肿瘤的发生、发展，监测肿瘤对治疗反应的一类物质。肿瘤标志物存在于肿瘤患者的组织、体液和排泄物中，能够用免疫学、生物学及化学的方法检测到。

专家说　常见的肿瘤标志物

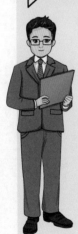

1. 甲胎蛋白（alpha-fetoprotein，AFP） 是诊断原发性肝癌的最佳标志物，诊断阳性率为60%~70%。结合影像学检查，可作为监测术后复发的指标。

2. 癌胚抗原（carcinoembryonic antigen，CEA） 是从胎儿及结肠癌组织中发现的一种糖蛋白胚胎抗原，属于广谱性肿瘤标志物。CEA 在肿瘤中的阳性率依次为结肠癌、胃癌、胰腺癌、肺癌、乳腺癌、卵巢癌、子宫癌。

3. 癌抗原125（cancer antigen 125，CA125） 存在于上皮卵巢癌组织和患者血清中，是被研究最多的卵巢癌标记物，在输卵管癌、子宫内膜癌的早期筛查、诊断、治疗及预后的应用研究中具有重要意义。

4. 癌抗原15-3（cancer antigen 15-3，CA15-3） 可作为乳腺癌辅助诊断、术后随访和转移复发的指标。

5. 糖类抗原19-9（carbohydrate antigen 19-9，CA19-9） 是一种与胃肠道肿瘤相关的糖类抗原，检测患者血清中的 CA19-9 可作为胰腺癌、胆囊癌等肿瘤的辅助诊断指标，对监测病情变化和复发有很大意义。

6. 糖类抗原72-4（carbohydrate antigen 72-4，CA72-4） 是目前诊断胃癌的重要肿瘤标志物之一，对胃癌具有较高的特异性，其敏感性可达 28%~80%。

7. 前列腺特异性抗原（prostate specific antigen，PSA） 是由人前列腺上皮细胞合成并分泌至精浆中的一种糖蛋白，PSA 具有器官特异性，但不具有肿瘤特异性。诊断前列腺癌的阳性率为 80%。良性前列腺疾病也可见血清 PSA 水平有不同程度的升高。

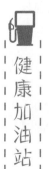
健康加油站

长期随访肿瘤标志物对于肿瘤患者来说非常重要。通过监测肿瘤标志物的变化，可以及时发现肿瘤的复发或转移、评估治疗效果、调整治疗方案、预测患者的预后以及提供心理支持。

（柳 江）

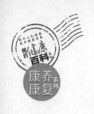

25. 为什么要对化疗后
消化道反应进行随访

说到化疗，大家的第一反应可能是患者体重断崖式下降、头发大量掉落、恶心呕吐严重……人们对于化疗总是充满了恐惧，觉得它如洪水猛兽。但作为一种常用的临床治疗手段，它真的没有这么可怕。下面我们就来重新认识一下化疗带来的消化道不良反应。

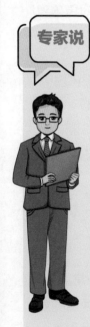

专家说

化疗是一种全身性治疗手段，它在杀伤肿瘤细胞的同时，不可避免地会对正常细胞、免疫细胞等造成损伤，从而引起一系列的不良反应，其中消化道反应发生率比较高。

常见的消化道反应

1. 恶心、呕吐　这些是化疗药物常见的早期毒性反应。严重的呕吐可导致患者脱水、无法进食。剧烈的恶心、呕吐可使患者出现水、电解质、酸碱平衡紊乱，影响化疗的继续进行。

2. 腹泻和便秘　同样是化疗药物常见的不良反应。其症状往往在大剂量连续应用的情况下出现，偶尔可出现持续性腹泻，引起电解质紊乱、急性肾功能不全等。

3. 化疗过程中其他消化道反应　因为消化道黏膜是增殖活跃的组织，因此进行化疗时会常见黏膜损伤，这些损伤主要以炎症的形式表现，如口腔炎、食管炎、口腔溃疡等。患者主要的不适是疼痛和不能进食。

化疗后消化道反应的随访意义

化疗后消化道反应的随访意义在于及时发现和处理化疗后可能出现的各种并发症和不良反应，从而保障患者的身体健康和治疗效果。具体而言，随访可以监测化疗对消化道的损伤程度，如胃炎、肠炎等，评估患者的营养状况和化疗后的生活质量，及时发现和治疗因化疗引起的恶心、呕吐、腹泻、便秘等症状，以及预防和治疗因化疗引起的肠道感染等并发症。通过随访，医生可以及时调整治疗方案和患者的饮食、生活习惯，减轻患者的痛苦和不适，提高生活质量和预后效果。

（柳　江）

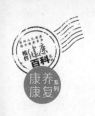

26. 为什么使用蒽环类药物治疗后，要对**心脏功能进行随访**

关键词

蒽环类药物 心脏毒性

20世纪60年代，蒽环类药物应用于临床，主要包括柔红霉素、表柔比星、阿柔比星、伊达比星、吡柔比星等。蒽环类药物导致心脏毒性（发生率不到5%）通常呈现进展性和不可逆性，并且初次使用就能对心脏造成损伤，具有明显的剂量 - 效应关系及累积性的特点。

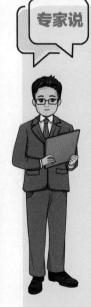

专家说

蒽环类药物引起的心脏毒性可分为急性毒性和慢性毒性，急性心脏毒性被认为是在用药过程中或用药后短时间内出现的，以心包炎和心肌炎等心功能下降为表现，往往可以通过停药逆转。慢性心脏毒性多在用药后数月至数年后出现，呈现剂量依赖性，多以充血性心力衰竭为主要表现。

蒽环类药物导致的心脏毒性从首次使用时即发生，一旦发生，就需要对心脏进行监测和评估，及时给予对应的治疗策略，减少心肌损伤的程度。

目前，临床上常用的监测方法包括心电图、超声心动图、标志等，由于多种因素的影响，不同的监测方法存在各自的优缺点及局限性。临床上常用的药物如右雷佐生可以预防蒽环类药物导致的心脏毒性和左心功能降低。在接受蒽环类药物治疗的肿瘤患者中，右雷佐生可以明显降低心力衰竭的发生风险，而不降低肿瘤药物的疗效。其他的心脏保护剂，如血管紧张素转化酶抑制剂（angiotensin converting enzyme inhibitor，ACEI），血管紧张素 II 受体阻滞剂（angiotensin II receptor blocker，ARB），β 受体阻滞剂和他汀类药物，辅酶 Q10，N- 乙酰半胱氨酸，抗氧化剂（维生素 C 和维生素 E 等）以及铁螯合剂，也可能具有一定的心脏保护作用。

患者在接受蒽环类药物化疗时，应定期监测其心功能。监测结果正常的患者，在治疗结束后，要每年定期进行随访，同时评估功能。监测结果异常的患者，在化疗结束后更要继续监测心功能，且发现的高危患者，要提高心功能监测频率。

如果患者使用蒽环类药物期间发生有临床症状的心脏毒性，或无症状但左室射血分数 <45% 或较基线下降幅度 >15%，必要时应先停药，积极进行生活方式干预，且后续治疗应慎重。

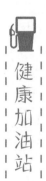
健康加油站

长期随访便于在临床上早期发现心肌损伤，及时进行预防和治疗，显著改善预后，为患者的健康保驾护航。

（柳　江）

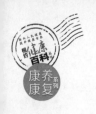

27. 为什么胸部放疗后要行
肺功能及胸部影像学
的长期随访

放疗是在肺癌治疗中被广泛应用的治疗方式之一，可提高肿瘤的局部控制率。但在放疗过程中，由于照射野内正常肺组织受到照射，会引起放射性肺损伤（radiation-induced lung injury，RILI）的发生。

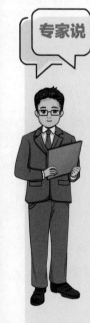

专家说

放射性肺损伤常见的临床症状有发热、胸痛、咳嗽、疲劳、呼吸急促等。患者可能表现出原有呼吸道症状加重和／或新的临床表现。例如，咳嗽和咳痰的频率和程度随着病情加重而增加，出现低氧血症和呼吸衰竭。RILI还可伴发胸腔积液、肺不张及肺部体积变小。CT是RILI的常见辅助诊断工具。

放射性肺损伤可分为两期：急性期和慢性纤维化期。

急性期发生于放疗后1~3个月，持续至放疗后6个月，病变分布通常局限于受照射肺野，常在6个月内吸收消散，未治愈的RILI迁延形成慢性纤维化期。

慢性纤维化期常发生于放疗后的 6~12 个月，甚至 2 年后。慢性纤维化期磨玻璃影及实变影可固缩纤维化，呈条状、带状纤维条索影，边缘锐利，内伴有空气支气管征和支气管扩张，受照射肺野与肺野外界线清楚，肺体积缩小，部分可伴有纵隔移位和结构扭曲，还可伴胸腔少量积液和胸膜增厚。

健康加油站

目前，尚没有明确治疗放射性肺损伤的特效药，这就意味着预防放射性肺损伤的发生比治疗更有意义。在预防放射性肺损伤的时候需要关注可干预的诱发因素，包括剂量限制及精准放疗，根据患者具体情况积极采用合理用药预防等。

（柳　江）

28. 为什么要对靶向治疗后出现的**皮疹进行随访**

靶向治疗是在细胞分子水平上，针对已经明确的致癌位点的治疗方式（该位点可以是肿瘤细胞内部的一个蛋白分子，也可以是一个基因片段），可设计相应的治疗药物，药物进入体内会特异地选择致癌位点来发生作用，使肿瘤细胞特异性死亡，而不会波及肿瘤周围的正

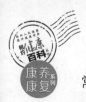

常组织细胞，所以分子靶向治疗又被称为"生物导弹"。

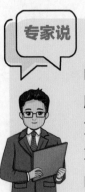

专家说

分子靶向药导致皮疹的病因及发生机制尚未完全明确，目前认为，皮肤的角质形成细胞是靶向药物皮肤不良反应发生的主要靶点。EGFR抑制剂及部分单克隆抗体易致明显皮疹。靶向药物导致的皮疹多呈粉刺或痤疮样，且出现皮肤干燥、瘙痒和指甲／甲周组织的炎症或手足综合征的表现。

大多数患者服用靶向药物1~2周后开始出现皮疹，以发红为主要表现，可伴局部皮肤隆起。发生于皮脂腺丰富的面部及躯干部位。不同的靶向药物，皮疹分布也有所不同，如口服吉非替尼的患者，皮疹多数集中在面部，口服厄洛替尼的患者则先是大片出现于背部，常在服药3~4周最为严重。这种靶向药物导致的皮疹不传染，易反复，具有可逆性，可在一段时间后或在停药后可自行消退。

轻度皮疹一般局限于头面部和躯干部，基本没有主观症状，对生活影响不明显，不存在继发感染，无须特别处理，密切观察即可。但若出现重度皮疹，明显影响日常生活，需要立刻联系医生，在专业的医生和药师的指导下进行对症处理。只有在日常生活中积极预防，及时采取治疗措施，保持良好的心态，才能更好地完成靶向治疗。通过随访，医生可以观察皮疹的发展趋势和严重程度，并采取相应的措施。

（柳 江）

29. 为什么靶向药物用药期间要对**血压**进行**长期随访监测**

随着抗肿瘤药物的发展，人们对于肿瘤的治疗不再局限于传统的化疗药物，而有了多种选择，包括靶向药物、免疫治疗药物、内分泌治疗药物等。其中靶向药物，尤其是口服靶向药物大大提高了患者的用药依从性，但是靶向药物的不良反应也不容疏忽。

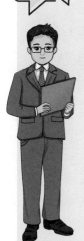

靶向药物是一种特殊的抗肿瘤药物，其作用机制是通过针对肿瘤细胞上的特定分子靶点，阻断其信号传导途径，从而抑制肿瘤细胞的生长、分裂和扩散。靶向药物的原理是利用药物与肿瘤细胞上的靶点结合，从而发挥治疗作用，同时减少对正常细胞的损害。

靶向药物导致高血压的情况时有发生，其中的抗血管生成靶向药物尤为突出。不同的抗血管生成靶向药物引起的高血压发生率及血压升高程度有一定的差异，差异可能与抗肿瘤药物的作用机制、治疗剂量、治疗方案、所治疗的肿瘤类型、不同年龄的治疗人群、高血压病史等多种因素相关。

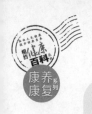

目前，在全球范围内尚无关于抗血管生成靶向药物相关性高血压管理的临床指南，对于有计划使用抗血管生成靶向药物治疗的患者，均应评估其发生血压升高的相关危险因素，在第一个治疗周期内每周监测血压，后续每2~3周内至少监测一次血压。对于血压超过 140/90mmHg 的患者应接受抗高血压治疗。对于血压正常、再使用 VEGF 抑制剂治疗后出现舒张压升高超过 20mmHg 的患者，也建议启动降压治疗。如果血压值超过 160/100mmHg，存在顽固性高血压或高血压危象的情况，应考虑停止或减少抗血管生成药物的使用。

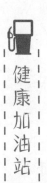

健康加油站

对于靶向药物抗肿瘤导致的高血压，建议以生活方式干预为基础，适时结合药物治疗，主要包括减少钠盐摄入、增加钾的摄入、合理均衡膳食、控制体重、戒烟限酒、适当运动、减轻精神压力和保持心理平衡等。对于抗血管生成靶向药物相关性高血压，肾素 - 血管紧张素系统抑制剂和钙通道阻滞剂可被考虑作为治疗抗血管生成靶向药物相关性高血压首选药物。

（柳 江）

30. 为什么**免疫治疗**要**长期随访不良反应**

近年来，免疫治疗在肿瘤界大放异彩，而且也不似几年前一样"高高在上"，以免疫检查点抑制剂 PD-1/PD-L1 单抗为代表的抗肿瘤免疫药物走进寻常百姓家。这无疑给很多肿瘤患者带来了新的希望，但同时也有一些不良反应困扰着部分患者，所以有必要来和大家讲讲免疫治疗过程中可能发生的不良反应。

专家说

什么是免疫治疗

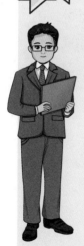

正常情况下，免疫系统就像人体的自卫队一样，可以检测并破坏异常细胞，但有时，一些细胞因为某些原因出现了特定基因突变的积累，可以逃过身体免疫系统的监视，大量增殖从而形成肿瘤。免疫治疗能帮助人体重新启动免疫系统，并维持肿瘤 - 免疫循环，恢复人体正常的抗肿瘤免疫反应，从而达到控制与清除肿瘤的目的。与以往的手术、化疗、放疗和靶向治疗最大的不同，免疫治疗针对的靶标不再是肿瘤细胞和组织，而是人体自身的免疫系统。因此，其不良反应发生的原理、部位、时间也与化疗、靶向治疗截然不同。免疫治疗相关不良反应可能影响到所有器官和组织，其中皮肤、结肠、内分泌器官（甲状腺、脑垂

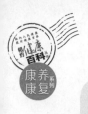

体），以及肝脏和肺会常受到影响。这类不良反应大部分为轻中度并可逆。

免疫治疗相关不良反应

与此同时也要注意罕见不良反应的发生，包括神经系统、肌肉骨骼系统，以及肾脏、心脏等器官，症状体现为头痛、头晕、肌无力、麻木和呼吸困难、肌肉关节疼痛、胸痛、心悸、少尿、血尿、肾功能异常升高等。这些部位虽然不良反应的发生率低，但一旦出现建议立即就诊。

免疫治疗相关不良反应可出现在治疗开始后的任何时间，甚至治疗停止后，通常在开始治疗后的数周至数月出现，且大部分为轻中度并可逆。一旦确诊发生免疫治疗相关不良反应，请至正规医院就诊。医生评估后，会根据不良反应的类型、级别选择不同的治疗方式。轻度的往往可以继续使用免疫治疗，对症处理不良反应；中度以上需要暂停免疫治疗，可能使用糖皮质激素甚至免疫抑制剂、生物制剂等。对于一些不良反应，免疫治疗可在其消退后重新开始。导致永久停止治疗的不良反应较少。

因此，免疫治疗的不良反应可能是长期的、持续的，甚至不可逆的。通过随访和监测，可以及时发现并处理，同时为临床研究提供宝贵的数据。

（柳　江）

31. 为什么**内分泌治疗**要**长期随访不良反应**

内分泌治疗是肿瘤综合治疗中的一种重要方式，又称"激素治疗"。激素是由机体内分泌细胞产生的一类化学物质，随血流循环到全身，对特定的组织和细胞发挥特有的效用。目前，一些肿瘤的发生、发展和激素失调有关，治疗中可应用一些激素或抗激素的物质，使肿瘤生长所依赖的条件发生变化，从而抑制其生长。

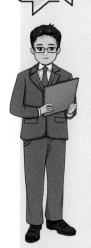

肿瘤内分泌治疗在临床上常用来治疗乳腺癌和前列腺癌等肿瘤。在病理报告单中，通常会进行雌激素受体或孕激素受体的免疫组化染色。若雌激素受体或孕激素受体呈阳性，说明肿瘤细胞对雌激素的刺激比较敏感，此时就可采用内分泌疗法来降低雌激素的水平，减少雌激素对肿瘤细胞的刺激，进而减少肿瘤复发和进展。

乳腺癌内分泌治疗常见不良反应

1. 骨不良反应　在雌激素水平降低的影响下，容易导致骨密度下降、骨质疏松、骨折及关节疼痛、僵硬等骨不良反应。

随访建议：未用骨质疏松药物时，建议每6个月1次，最长不超过1年。

2. 子宫内膜增厚 内分泌药物会刺激子宫内膜细胞增生，长期使用可能引起子宫内膜息肉、子宫内膜增生、不典型增生、子宫内膜癌和子宫肉瘤。绝经后发生的风险更大。

随访建议：每 6~12 个月进行 1 次妇科检查，通过 B 超检查子宫内膜厚度。

3. 血脂异常 内分泌药物均能不同程度地影响乳腺癌患者的血脂水平。

随访建议：最初每 3~6 个月复查 1 次血脂水平，如血脂控制达标，则继续生活方式干预，之后每 6~12 个月复查 1 次，长期达标者也需要每年复查 1 次。

4. 类围绝经期 主要症状包括潮热、多汗、阴道干燥、失眠、抑郁、胃肠功能紊乱、痤疮、性欲减退及体重增加等。

随访建议：大多数症状轻微且可耐受，无须特殊处理。

前列腺癌内分泌治疗常见不良反应

前列腺肿瘤内分泌治疗相关不良反应包括潮热、疲乏，贫血、性功能障碍、骨质疏松、男性女性化表现，性格改变等。

随访建议：在内分泌治疗开始后 3 个月内，进行 1 次 PSA 检查，每月进行 1 次肝功能检查。3 个月后，每 3 个月进行 1 次 PSA 检查，每 3~6 个月进行 1 次肝功能检查，如 PSA 持续升高，或出现骨痛，需要行骨扫描。如疾病有进展，需要根据医生医嘱进行间期更短的定期随访。

（柳　江）

32. 为什么**使用止痛药物**后
需要长期随访

关键词

癌痛属于慢性疼痛，长期的疼痛刺激可引起中枢神经系统发生病理性重构，导致疼痛进展和难以控制，严重影响患者的躯体和社会功能，使患者无法正常进行社会活动和日常生活，在疼痛面前失去尊严。大部分癌痛患者认为服用阿片类镇痛药会成瘾，或者认为"反正治不好，就忍一忍吧"。也有一些患者认为使用镇痛药会对抗肿瘤治疗有影响。

癌痛　反应

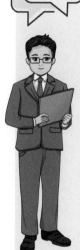

专家说

尽早控制癌痛早已成为国内外医学界的共识。控缓释阿片类药物只要用法得当，一般是不会成瘾，不会造成精神依赖。因此，癌痛患者一定要打消顾虑，积极控制癌痛，以提高生存质量。

肿瘤与治疗都会引发癌痛，由于癌痛的早期治疗是以药物为主，大多数患者的止痛治疗效果较好，可获得有效缓解。然而对于癌痛患者，接受镇痛治疗时不良反应有时会降低患者的生活质量甚至危及生命，如阿片类药物经常导致的便秘、恶心、呼吸抑制等。对使用止痛药物后的患者进行长期随访可以帮助医生了解止痛药物是否有效，调整治疗方案；及时发现并处理药物副作用，确保患者的安全；评估患者是否存

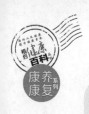

在药物依赖的风险，并及时采取干预措施；为患者提供心理支持和疏导，帮助他们更好地应对疼痛和相关心理问题。

随访方式

对接受疼痛治疗的出院患者进行定期随访并记录。采取门诊随访、电话随访、家庭随访或网络随访等形式。出院一周内进行第 1 次随访，疼痛缓解可 1~2 周随访 1 次。

随访内容及时间

对患者进行定期随访，随访内容包括药物剂量、疼痛程度、止痛药剩余、不良反应、健康教育、预约下次复诊时间。

3 分以下患者 1~2 周随访 1 次；4 分以上患者每天随访，持续 3 天回院复诊；7 分以上尽快回院。

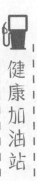

总之，长期随访可帮助患者确保止痛药物的有效性和安全性，及时发现和处理潜在问题，提高患者的生活质量和健康水平。因此，患者在服用止痛药物后应积极配合医生的随访要求，定期进行检查和评估。

（柳　江）

33. 为什么**营养支持治疗**后 需要长期随访

肿瘤疾病严重影响着患者的能量、蛋白质及脂肪代谢，导致体重下降、体脂肪及骨骼肌丢失等恶病质特征。目前，我国对肿瘤患者的营养风险筛查与诊断较为滞后，临床医生难以动态、实时地掌握患者营养和代谢状态，也很难制订出科学合理的个体化营养干预方案，导致肿瘤患者的营养风险增加。

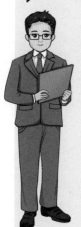

营养支持治疗是恶病质综合治疗的基础和前提，已获得共识。在临床实践中，应对肿瘤患者进行及时的营养风险和营养不良评估，发现存在营养风险或营养不良及时给予营养干预。在营养支持治疗过程中，具体的营养支持方式取决于患者的病史、食欲、肿瘤类型及分期，以及对治疗的反应。针对不同恶病质阶段制定相应的营养支持治疗方案，更好地满足患者在不同阶段的营养需求。

营养支持治疗是肿瘤综合治疗的一部分，通过提供足够的营养和能量，有助于维持患者的身体功能和免疫力，提高生活质量。然而，营养支持治疗并非一劳永逸，患者的营养状况可能随着疾病进展和治疗反应而发生变化。肿瘤患者常常面临营养不良的风险，

这可能导致治疗耐受性下降、并发症增多以及生活质量下降。长期随访可以及时发现营养不良的风险因素，如摄入不足、吸收障碍或消耗增加等，从而采取相应的干预措施，改善患者的营养状况。对有机会接受有效抗肿瘤药物治疗的患者，营养治疗会使失去指征的患者再次获得治疗机会，有益于生存质量提高和生存期延长。对于接近生命终点的患者，过度的营养治疗反而会加重患者的代谢负担，影响其生存质量。

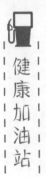

健康加油站

营养支持治疗本身也可能带来一些副作用或并发症，如胃肠道不适、代谢异常等。长期随访可以了解患者的营养状况、及时发现并处理营养不良的风险因素以及营养支持治疗可能带来的副作用或并发症。这对于保证患者的生活质量、提高治疗耐受性以及优化治疗方案都具有重要意义。

（柳　江）

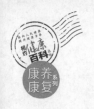

相约健康百科丛书

人物关系介绍

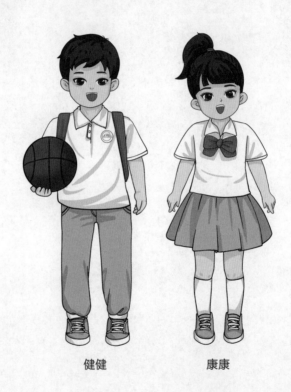

健健　　　　康康

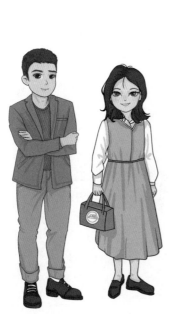

爸爸　　　妈妈

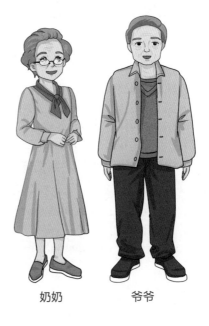

奶奶　　　爷爷

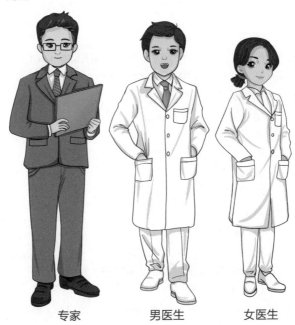

专家　　　男医生　　　女医生

图书在版编目（CIP）数据

肿瘤康复怎么办 / 王杰军，庄莉主编 . -- 北京 ：
人民卫生出版社，2024. 7. --（相约健康百科丛书）.
ISBN 978-7-117-36624-3

Ⅰ. R730. 9

中国国家版本馆 CIP 数据核字第 2024VK8116 号

人卫智网	www.ipmph.com	医学教育、学术、考试、健康，
		购书智慧智能综合服务平台
人卫官网	www.pmph.com	人卫官方资讯发布平台

相约健康百科丛书
肿瘤康复怎么办
Xiangyue Jiankang Baike Congshu
Zhongliu Kangfu Zenmeban

主　　编：王杰军　庄　莉
出版发行：人民卫生出版社（中继线 010-59780011）
地　　址：北京市朝阳区潘家园南里 19 号
邮　　编：100021
E - mail：pmph @ pmph.com
购书热线：010-59787592　010-59787584　010-65264830
印　　刷：北京盛通印刷股份有限公司
经　　销：新华书店
开　　本：710×1000　1/16　印张：22
字　　数：285 千字
版　　次：2024 年 7 月第 1 版
印　　次：2024 年 8 月第 1 次印刷
标准书号：ISBN 978-7-117-36624-3
定　　价：72.00 元

打击盗版举报电话：010-59787491　E-mail：WQ @ pmph.com
质量问题联系电话：010-59787234　E-mail：zhiliang @ pmph.com
数字融合服务电话：4001118166　E-mail：zengzhi @ pmph.com